炎性血管疾病临床实践

Clinical Practice of Inflammatory Vascular Diseases

名誉主编　胡盛寿

主　　编　沈晨阳

副主编　蒋雄京

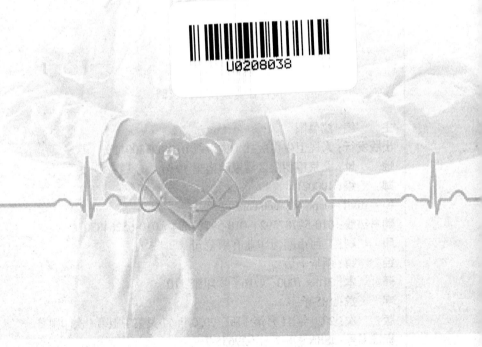

人民卫生出版社

图书在版编目（CIP）数据

炎性血管疾病临床实践 / 沈晨阳主编 . —北京：
人民卫生出版社, 2020

ISBN 978-7-117-29655-7

Ⅰ.①炎…　Ⅱ.①沈…　Ⅲ.①血管疾病-诊疗　Ⅳ.
①R543

中国版本图书馆 CIP 数据核字（2020）第 112763 号

人卫智网	**www.ipmph.com**	医学教育、学术、考试、健康，
		购书智慧智能综合服务平台
人卫官网	**www.pmph.com**	人卫官方资讯发布平台

炎性血管疾病临床实践

主　　编：沈晨阳
出版发行：人民卫生出版社（中继线 010-59780011）
地　　址：北京市朝阳区潘家园南里 19 号
邮　　编：100021
E - mail：pmph @ pmph.com
购书热线：010-59787592　010-59787584　010-65264830
印　　刷：三河市潮河印业有限公司
经　　销：新华书店
开　　本：710×1000　1/16　印张：10
字　　数：185 千字
版　　次：2020 年 11 月第 1 版　2020 年 11 月第 1 版第 1 次印刷
标准书号：ISBN 978-7-117-29655-7
定　　价：49.00 元
打击盗版举报电话：010-59787491　E-mail：WQ @ pmph.com
质量问题联系电话：010-59787234　E-mail：zhiliang @ pmph.com

主编简介

　　胡盛寿, 男,中国工程院院士,国家"973项目"首席科学家,主任医师,教授,博士生导师。现任国家心血管病中心主任,中国医学科学院阜外医院院长,心血管疾病国家重点实验室主任,国家心血管疾病临床医学研究中心主任,《中国循环杂志》主编,法国医学科学院外籍院士。

　　1999年获得教育部"跨世纪人才"称号,2001年获得国家杰出青年科学基金。2004年组建卫生部心血管病再生医学重点实验室并出任主任,2006年获"卫生部有突出贡献中青年专家"称号,2007年所在团队获教育部"长江学者和创新团队"称号,同年被选为美国心脏病学院(ACC)会员,2007年被选为美国胸心血管外科协会(AATS)会员,2009年被选为 The Journal of Thoracic and Cardiovascular Surgery (JTCVS)唯一华人编委。

　　沈晨阳, 男,医学博士,主任医师,教授,博士生导师。现任中国医学科学院阜外医院血管外科中心副主任,血管中心一病区主任。从事胸心血管外科工作20余年,注重血管外科临床及科研工作,曾在全球知名心血管病治疗中心美国克利夫兰心血管中心、世界著名的美国斯坦福大学和英国剑桥大学进修、深造。曾主持或参与国家自然科学基金、北京市科学技术委员会多项课题。担任《中华外科杂志》《中国组织工程研究》等多家杂志的编委或审稿人。现任中国医药教育协会血管外科专业委员会常务副主任委员,国家心血管病中心血管外科专业委员会下肢动脉学组组长,中华医学会北京分会委员,北京医师协会血管外科专科医师分会常务理事,欧洲血管外科学会(ESVS)和美国血管外科学会(SVS)会员等学术兼职。

序　言

随着我国工业化进程和人口老龄化,人均寿命逐渐延长,血管疾病的发生率随之增高,严重威胁着人民健康,而心血管疾病则是危害人民健康的"头号杀手"。中国医学科学院阜外医院,是国家级三级甲等心血管病专科医院,也是国家心血管病中心、心血管疾病国家重点实验室、国家心血管疾病临床医学研究中心,已成为世界上知名的心血管疾病诊治中心之一,以及集医疗、科研、预防和人才培养于一体的医学研究与教育中心。阜外医院在 2015 年重新整合医院资源,调整医疗结构,引进了数位国际、国内著名血管外科专家,全面开展了包括下肢血管疾病、颈动脉疾病、内脏血管疾病在内的各种外周血管疾病的腔内及外科手术。至今,阜外医院在心脏、主动脉及外周血管领域,已基本实现"无诊治盲区""无技术短板",并朝着建设国际顶级血管外科中心的目标稳步迈进。

本书集中了全国知名内外科专家的优势,将炎性血管疾病这类相对少见的疾病综合归纳整理,在发病机制、流行病学,乃至目前国际上的先进治疗理念等方面,均有所论述。各章节的编者均为该领域的国内权威专家,拥有较多的治疗经验,并参与过业内相关标准的制订。

本书不失为一本优秀的教学参考书。从中青年医师、基层医师,到专家教授;从内外科医师,到介入科医师,都可以通过本书全面学习此类疾病。

本人对本书的出版表示热烈祝贺,并特别加以推荐。

2019 年 10 月

前　言

　　炎性血管疾病是指发生在大、中和小血管壁的一类具有异质性的疾病。发生在动脉的炎性血管疾病与其他非炎性血管疾病一样,在临床上都表现为因血管闭塞引起的缺血症状或因血管的退行性变而形成动脉瘤等病理表现。与常见的动脉粥样硬化不同的是,发生在动脉血管的炎性血管疾病在炎症活动期往往有发热、寒战、盗汗或无法解释的体重下降的全身表现。但大多数非活动期炎性血管疾病因发病隐匿、病程较长,最终与动脉粥样硬化引起的血管狭窄闭塞产生相似的症状,在临床上难以鉴别,治疗效果也完全不同。同时,炎性血管疾病不仅发生在全身的大、中、小动脉,也发生在全身的静脉系统,引起相应的器官或脏器临床症状表现迥异。这类疾病采用单纯的内外科治疗不一定能达到较好的疗效;在药物治疗的基础上,选择恰当的外科治疗方式,往往是最有效的方法。

　　鉴于炎性血管疾病需要内外科的综合治疗,我们邀请了国内著名的风湿免疫科、病理科、心内科及血管外科的专家们共同编写了这本《炎性血管疾病临床实践》。本书力求对常见炎性血管疾病的发病机制、病理生理、临床表现,以及内外科治疗进行全面阐述,特别是对其外科治疗方法进行了重点介绍。

　　近年来血管外科发展迅猛,已由传统的外科开放手术跨入血管腔内治疗时代,各种治疗理念和新技术层出不穷,并已在临床上取得了良好的疗效。新的血管外科技术在炎性血管疾病的治疗中具有不可替代的优势,比如激光消融治疗血栓闭塞性脉管炎、巴德－基亚里(Budd-Chiari)综合征的腔内治疗等,都比传统外科开放手术创伤小、疗效快。本书也在相应的章节对以上内容做了重点介绍。

　　本书编委在繁忙的临床工作之余,参考了近年国内外相关文献,并结合各自的临床经验撰写了本书,力求在各类炎性血管疾病的治疗上为读者提供最新的方法和思路。本书共 14 章,前 4 章为总论,第 5 至 14 章为各论。总论突出各类炎性血管疾病的组织类型及病理生理表现,各论则强调疾病的内外科治疗方法,特别是血管外科常用的手术方法以及前沿治疗理念,使读者对各种治疗方法有更全面和系统的认识与了解。本书在写作上力争突出重点、化繁就简、图文并茂,有较高的可读性。

　　正值中华人民共和国 70 周年华诞,谨将此书献给为我国血管外科事业奋斗的各位同仁,特别是从事血管外科工作的中青年医师和广大医务工作者。本书的成稿是编者们集体智慧和劳动的结晶,其中阜外医院血管中心邹玉宝副主任医师、房杰主治医师为本书的编写工作付出了大量心血,在此深表感谢!

　　受编者学识水平所限,本书内容难免有所不足、缺点乃至错误,希望各位同仁不吝赐教,以达到共同提高、共同进步的目的,不胜感激!

2019 年 10 月

目　录

第 1 篇

炎性血管疾病总论

1 炎性血管疾病概述

1.1 炎性血管疾病的分类

血管炎是发生在血管壁的炎症,为一组具有异质性的疾病。血管炎可引起血管狭窄或扩张,前者导致狭窄血管远端的组织慢性缺血,后者可发展为动脉瘤,甚至血管破裂或形成夹层动脉瘤。根据受累血管的类型,可以分为大血管炎、中等血管炎和小血管炎(Jennette et al, 2013);根据炎症的组织形态学类型分为肉芽肿/巨细胞型、淋巴浆细胞型、混合炎型、化脓型和其他型(Stone et al, 2015)。

1.1.1 根据血管类型分类

大血管为出心及入心血管的一级分支,不进入脏器,包括大动脉和大静脉。大动脉指主、肺动脉主干及其主要分支,为弹性动脉,其所对应的静脉为大静脉。中等血管是指出脏器及入脏器血管的一级分支。中等动脉管腔>1mm,具有内、外弹力板,为肌性动脉;中等静脉管径 2~10mm。小血管是指脏器实质内的血管,包括小动脉、微动脉、毛细血管和小静脉。小动脉管径0.3~1.0mm,有内弹力板、无外弹力板,为肌性动脉;微动脉管径 <300μm,无内弹力板,仅有一至两层平滑肌;小静脉管径 0.2~1.0mm;微静脉管径 50~200μm(Watts and Robson, 2018)。

2012 年 Chapel Hill 会议共识(The Chapel Hill Consensus Conference, CHCC)根据炎症累及的血管类型将血管炎分为大血管炎(large vessel vasculitis, LVV)、中等血管炎(medium vessel vasculitis, MVV)和小血管炎(small vessel vasculitis, SVV),该分类不仅是指血管管径大小,更涵盖了结构及功能的概念。LVV 主要包括巨细胞动脉炎(giant cell arteritis, GCA)和大动脉炎(Takayasu arteritis, TA)。MVV 主要包括结节性多动脉炎和川崎病(Kawasaki disease, KD)。SVV 分为两类,一类为抗中性粒细胞胞质抗体(antineutrophil cytoplasmic antibody, ANCA)相关性血管炎(ANCA-associated vasculitis, AAV);另一类为免疫复合物相关性血管炎(Jennette et al, 2013)。

还有一些血管炎,在 CHCC 分类中并未列出,如既累及动脉又累及静脉的白塞病;或仅发生于静脉的血管炎,如血栓性静脉炎和巴德 - 基亚里综合征等。

1.1.2　根据组织形态学类型分类

2015 年心血管病理学会和欧洲心血管病理协会(Society for Cardiovascular Pathology and the Association for European Cardiovascular Pathology)主动脉外科病理学共识,根据血管炎的组织形态学类型将其分为肉芽肿 / 巨细胞型、淋巴浆细胞型、混合炎型、化脓型和其他型。这些炎症类型与特定的系统性疾病有关,如:呈非致密性肉芽肿表现者,包括巨细胞动脉炎(giant cell arteritis, GCA)、肉芽肿性血管炎(granulomatosis with polyangiitis, GPA)、嗜酸性肉芽肿性多血管炎(eosinophilic granulomatosis with polyangiitis, EGPA)等;呈致密性肉芽肿表现者,包括结节病、分枝杆菌和真菌感染等;呈淋巴浆细胞型表现者,包括 IgG4 相关性疾病(IgG4-RD)、系统性红斑狼疮、梅毒性主动脉炎等;呈混合炎型表现者,包括 Cogan 综合征、白塞综合征等;呈化脓型者,包括葡萄球菌、链球菌、沙门氏菌、假单胞菌和真菌感染等(Stone et al, 2015)。

1.2　大血管炎

LVV 常为多种全身性炎性疾病的大动脉表现。主要影响主动脉及其主要分支,能够引起动脉瘤、主动脉壁破裂、急性夹层和管腔梗阻,死亡率较高。其诊断通常需要结合临床、影像、检验和病理(Watts and Robson, 2018)。

1.2.1　大血管炎的大体表现

主动脉壁常增厚,内膜粗糙,呈"鹅卵石"样外观,常伴有粥样硬化斑块,少数病例内膜表面有血栓形成。管壁切面呈灰白色、质脆或质韧。

1.2.2　大血管炎的组织形态学基本特征

正常主动脉的内膜或中膜中不含炎性细胞,仅于外膜见单个散在或小灶状聚集的淋巴细胞和浆细胞,偶尔可形成生发中心。内、中膜出现炎性细胞浸润以及新生毛细血管是大血管损伤的显著特征。不同类型的主动脉炎或主动脉周围炎,具有不同的炎性浸润的类型、方式和部位特点。慢性 LVV 内膜常伴有动脉粥样硬化表现。病程后期中膜可见由致密纤维组织形成的替代性瘢痕,弹力纤维断裂、消失,残余血管壁的组织结构紊乱。晚期炎性细胞很少,主要以血管壁的纤维化为最为明显。肉芽肿 / 巨细胞型、淋巴浆细胞型和混合炎型主动脉炎有各自的组织形态学和疾病特点。

GPA 是主动脉炎最常见的组织形态学类型。肉芽肿由活化的上皮样巨噬细胞组成,可以出现多核巨细胞,间质及外膜中亦常见到淋巴浆细胞成分。GPA 累及主动脉以广泛的中性粒细胞浸润和"地图样"坏死为形态特征,对诊断有提示意义。广泛的非坏死性且形态良好的肉芽肿病灶提示结节病。坏死性肉芽肿提示类风湿血管炎、TA、分枝杆菌感染或真菌感染等。GCA 累及主动脉的炎症多位于中膜内侧,较少出现外膜瘢痕。

淋巴浆细胞型主动脉炎,浸润的炎性细胞主要为淋巴细胞和浆细胞,无肉芽肿成分。在大多数研究中,淋巴浆细胞型比肉芽肿/巨细胞型少见。其中一种为 IgG4 相关性疾病,根据国际共识标准,至少需要评估 3 个 400 倍高倍视野(HPFs),每个 $400 \times$ HPFs 存在 >50 个 $IgG4^+$ 浆细胞,且 $IgG4^+/IgG^+$ 浆细胞 >50%,支持存在 IgG4 相关性主动脉炎(Deshpande et al, 2012)。另一种表现为淋巴浆细胞型主动脉炎的疾病为梅毒,如果有梅毒的临床病史,需要进行梅毒螺旋体的特殊染色。

混合炎型主动脉炎相对少见,浸润的炎细胞包含多种类型:巨噬细胞、淋巴细胞、浆细胞、嗜酸性粒细胞、肥大细胞和中性粒细胞。炎症灶中无明显的肉芽肿,但可能存在坏死。混合炎型主动脉炎与科干(Cogan)综合征、白塞综合征和复发性多软骨炎有关。

1.2.3 大动脉炎

大动脉炎(TA)是 50 岁以下患者中常见的累及主动脉的全身性血管炎。为全层性动脉炎,呈肉芽肿性和坏死性血管炎特点。

1. TA 的组织形态学表现 TA 主要累及大的弹性动脉,特别是主动脉及其重要分支,如主动脉弓、腹主动脉、锁骨下动脉、冠状动脉、肾动脉、肠系膜动脉等,亦可累及肺动脉。急性期血管壁以水肿和弥漫性炎性浸润为特征,累及内 - 中膜交界处、中膜和外膜。炎症的组织形态学类型为肉芽肿型,由数量不等的巨噬细胞组成,伴有 T 淋巴细胞、B 淋巴细胞、浆细胞和嗜酸性粒细胞浸润,可见多核巨细胞。疾病晚期,内膜增厚,常伴有纤维粥样斑块,呈粗糙的"树皮样"外观;中膜有致密的肉芽肿、坏死和瘢痕,破碎的弹力纤维、平滑肌细胞排列紊乱;外膜常为纤维性增厚。炎症致受累动脉壁明显增厚,继发管腔狭窄,甚至闭塞;也可发生弥漫性动脉扩张,形成动脉瘤和血栓。

2. TA 的病因及病理过程 TA 的发病机制尚不完全清楚,可能与遗传易感性导致的个体持续性炎症反应有关。抗原可能来自微生物。有研究表明,TA 患者血浆中 PTX-3 蛋白水平升高。PTX-3 由单核细胞、树突细胞和内皮细胞分泌,受炎症信号如 toll 样受体(toll-like receptor, TLR)和肿瘤坏死因子

α(TNF-α)激活。直接与烟曲霉菌、脑膜炎奈瑟菌、铜绿假单胞菌等病原微生物相互作用,因此支持病原微生物或共生微生物可能参与 TA 的发生或进展的学说。参与血管炎组织免疫反应的细胞包括巨噬细胞、T 细胞、自然杀伤细胞和 B 细胞。

细胞介导的自身免疫反应在 TA 的发病机制中起着重要作用。TA 患者外周血中 T 细胞数量增加,其中大多数处于激活状态,辅助性 T 淋巴细胞 17(Th17)为 TA 发病的驱动因素。调节性 T 细胞(Treg)是维持免疫稳态和预防自身免疫所必需的 T 细胞亚类,与介导炎症反应的 Th17 细胞的功能相互对抗,然而 TA 患者外周血 Treg 细胞的数量减少,致使 Th17 功能相对增强。此外,TA 患者的 T 细胞呈单克隆型,提示 T 细胞针对特定抗原增殖。激活的 T 细胞所释放的 TNF-α 和 IFN-γ 能够促进单核细胞活化时间延长,导致肉芽肿形成。单核细胞的持续性活化可以转变成多核巨细胞。基质金属蛋白酶和 TNF-α 可以促使间质纤维化。

已在 TA 患者血清中发现与内皮细胞反应的自身抗体水平升高,提示抗体介导的免疫反应参与 TA 的发病。内皮细胞(靶细胞)的多肽与微生物多肽类似,通过抗原递呈细胞(树突状细胞)被 T 细胞识别为致病性多肽,刺激 B 细胞产生针对患者自身抗原的特异性抗体。一些自身抗体[如膜联蛋白 V(annexin V)抗体]能够直接诱导内皮细胞凋亡;另一些则可能通过自然杀伤细胞介导的抗体依赖性细胞毒触发靶细胞凋亡。抗原还能够触发炎症级联反应,包括释放炎症细胞因子、促进新生血管形成、激活单核细胞及其他免疫细胞。尽管 B 细胞在 TA 病灶中并不丰富,但有研究表明,TA 患者外周血中 CD20$^+$B 细胞活跃,抗 CD20 单克隆抗体美罗华(rituximab)对部分活动性难治性 TA 具有良好疗效,提示 B 细胞可能参与了 TA 的发病机制。

TA 患者外周血的传统炎症标志物,如红细胞沉降率(erythrocyte sedimentation rate, ESR)和血清 C 反应蛋白(C-reactive protein, CRP)常不升高。但 TA 患者血清中可以检测到多种炎性细胞因子水平增高,包括白介素(IL)-6、IL-9、IL-17 等。其中 IL-6 能够刺激 Th17 细胞分化,在炎症过程中发挥关键作用,IL-6 受体抑制剂在 TA 患者的临床治疗中效果良好(Noris et al, 1999)。

1.2.4　巨细胞动脉炎

巨细胞动脉炎(GCA,又称 Horton's disease)是北欧和北美常见的全身性血管炎,常累及颅内动脉,亦可累及主动脉。临床呈受累器官缺血表现,典型症状为单侧头痛、下肢跛行或视力损害,部分 GCA 患者可能同时有风湿性多肌痛(polymyalgia rheumatica, PMR)表现。主动脉受累可以发生于颅内症状出现之前,也可能发生在颅内 GCA 诊断之后。通常以颞浅动脉活检,由病理检测确诊 GCA。然而,部分患者无全身性 GCA 的临床症状或体征,而是在主动脉术后经病理组织形态学检测提示为 GCA 主动脉受累。尸体解剖结果表明,既往接受过系统性或颅内 GCA 治疗的患者,临床虽无明显活动性血管炎表现,而组织形态学仍具有活动性 GCA 的特征(Mahr et al, 2017)。

1. GCA 的组织形态学表现　GCA 大体表现多为胸主和腹主动脉瘤及主动脉夹层和 / 或破裂。组织形态学特征为由上皮样巨噬细胞和偶见的多核巨细胞组成的肉芽肿性炎症灶,常伴有淋巴细胞、浆细胞浸润,通常不出现致密的肉芽肿病灶。淋巴细胞、浆细胞主要浸润外膜,致滋养血管受累造成平滑肌细胞坏死消失和弹力纤维塌陷。动脉壁坏死以内膜深层及中膜层更为突出。内膜常有纤维性增生。相对于主动脉其他类型的炎症,外膜炎及动脉周围炎相对较轻。病程后期,动脉壁出现广泛的纤维化(Borchers and Gershwin,2012)。

2. GCA 的病因及病理过程　目前对 GCA 发病机制的认识较为清晰,这受益于颞动脉活检病理诊断。普遍认为 GCA 是一种 T 细胞介导的自身免疫病,CD4$^+$T 细胞在 GCA 的发病过程中起核心作用。Th1 分泌的 IFN-γ 在 GCA 的炎症过程中起驱动作用,能够招募外周血单核细胞和巨噬细胞,并促进内皮细胞黏附分子的合成和表达。血管外膜树突状细胞活化、体液免疫和血管重塑等机制也参与 GCA 的疾病过程(Stone et al, 2017; Samson et al, 2017)。

正常情况下定位于血管外膜的树突状细胞处于非活化状态,通过 toll 样受体发现体内的危险信号并进行适应性免疫应答,调节局部和系统性的免疫反应。简述这一复杂的分子病理机制,即当树突状细胞检测到异常信号并活化后,发生表型转换,并释放促炎细胞因子(IL-18)和趋化因子,趋化 CD4$^+$T 细胞归巢,活化的树突状细胞随后表达高水平共刺激分子和主要组织相容性复合体(MHC)- Ⅱ 类分子,将 CD4$^+$T 细胞大量招募至血管壁。CD4$^+$T 细胞首先经动脉外膜的滋养血管浸润外膜,这些滋养血管高表达细胞间黏附分子(intercellular cell adhesion molecule, ICAM)和血管细胞黏附分子(vascular cell adhesion molecule, VCAM),而动脉中层和内层无滋养血管,且大动脉内的血流速度较快淋巴细胞较难以附着定位,因此 GCA 的初始损伤主要出现在外膜。血管壁内浸润的 CD4$^+$T 可以产生 IL-17 和 IFN-γ,激活树突状细胞、巨噬细胞、内皮细胞、纤维母细胞等释放 TNF-α、IL-6、IL-1 等炎症因子,进一步损伤血管壁。

当 CD4$^+$T 细胞被招募至动脉壁后,在微环境中受到高浓度促炎细胞因子的作用,向 Th1 或 Th17 两个方向分化。未经治疗的 GCA 患者外周血中 Th1 和 Th17 细胞的数量明显高于健康人,而调节性 T 细胞无论在血管壁还是外周血中的数量均低于健康人。Th1 细胞产生的 IFN-γ 能够活化巨噬细胞,参与血管损伤。活化的巨噬细胞可释放促炎细胞因子 IL-1、IL-6 和 TNF-α,使系统性炎症反应的强度增高。近年有研究发现,Th17 细胞介导的细胞免疫亦参与 GCA 发病,并且 Th17 应答显著的患者对糖皮质激素的治疗较为敏感。

与 T 细胞相比,B 细胞在 GCA 病灶中虽不是主要浸润细胞,但是,其在自身抗原诱导的特异性免疫应答的中间反应过程中起重要作用,并产生抗体。另外,B 细胞还能释放促炎(如 TNF-α)和抗炎(如 IL-10)细胞因子调节 T 淋巴细胞应答。并且,效应 B 细胞可以通过分泌 IL-6 增强 T 细胞介导的自身免疫反应。

慢性炎症的一个显著特点是炎症反应部位有血管新生。这些新生血管内皮细胞间的连接松弛且基底膜不完整,导致血管壁通透性升高,为参与炎症反应的多种细胞因子以及 T 细胞、巨噬细胞等成分持续向病变区域渗入提供了结构基础,促进炎症反应的持续进行。当 GCA 患者的新生血管和滋养血管的内皮细胞被巨噬细胞或 T 细胞释放的细胞因子激活后,内皮细胞 ICAM-1、ICAM-2、P- 选择素、E- 选择素等黏附分子表达上调,进一步募集免疫细胞,与免疫系统组分相互作用维持局部炎症反应。

血管壁中膜的平滑肌细胞(vascular smooth muscle cell, VSMC)是管壁的主要构成成分。在 GCA 发病中,T 细胞和巨噬细胞透过新生血管浸润血管中膜,攻击 VSMC,造成 VSMC 损伤并释放趋化因子 2(chemokines 2, CCL2)。巨噬细胞被 CCL2 募集后再被 IFN-7 激活,活化的巨噬细胞形成 GCA 中具有特征性的多核巨细胞。被 IFN-7 激活的巨噬细胞能够分泌 IL-1β、TNF-α 和 IL-6、TGF-β,扩大局部炎症反应。VSMC 和巨噬细胞还能够合成并释放基质金属蛋白酶,破坏弹力纤维,促进肌成纤维细胞向中膜迁移,致使血管重构。

活化的巨噬细胞和多核巨细胞会产生血小板源性生长因子(platelet derived growth factor, PDGF)以及血管内皮生长因子(vascular endothelial growth factor, VEGF)。PDGF 促进 VSMC 活化和增殖,并向内层迁移,造成内膜增厚;VEGF 促使新生血管形成,并为募集其他免疫细胞提供机会。

1.2.5　巨细胞动脉炎与大动脉炎的鉴别

GCA 和 TA 为 LVV 的两个主要亚型,虽然组织形态学都表现为肉芽肿性炎症,但是二者的病理特征、发病年龄、性别、民族、临床特征和病变血管分布皆不完全相同。

GCA 发病年龄 >50 岁,女性较男性常见(女:男为 3∶1),为一种临床急症,在 20% 未治疗的病例中,GCA 会导致不可逆的失明。40%~50% 的病例可以同时伴有 PMR,但其他肌肉骨骼特征如周围关节痛或关节炎并不常见。对

GCA 的经典认识认为,其主要影响颈外动脉的分支,尤其是颞动脉,但目前的研究认为约 83% 的患者累及大动脉。

TA 发病年龄通常在 40 岁以下,女性占比显著高于男性(女:男为 8:1)。TA 主要影响主动脉及其主要分支,临床表现包括肢体跛行、瘀伤、无脉/弱脉和/或不对称脉、高血压或双侧血压不对称等。约半数患者可累及肺动脉。半数患者有肌肉骨骼症状,如肌痛、关节痛,以及不常见的关节炎。皮肤病变有时类似结节性红斑。可出现胃肠道症状,伴有腹痛、腹泻,甚至有因肠系膜动脉缺血引起的胃肠道出血。颈动脉、椎动脉受累,脑血流减少,可导致轻度头晕、晕厥、头痛、视力障碍,甚至惊厥、卒中等神经系统表现。然而,与 GCA 不同的是,上述症状很少出现,且通常是该病的晚期表现。与 GCA 一样,TA 患者亦可出现炎症标志物升高,有时炎症标志物的升高可能为该病的唯一表现。但 TA 和 GCA 二者的不同点在于病变血管的位置和类型:在 TA 中,左侧颈动脉和腹腔动脉(腹腔干动脉、肠系膜上动脉和肾动脉)受累较为常见;而在 GCA 中以腋动脉受累为常见。TA 常见动脉狭窄,而 GCA 常见动脉扩张。TA 的主动脉壁增厚的程度一般重于 GCA。TA 病变以外膜为突出,表现为严重的纤维化瘢痕;而 GCA 病变主要位于内、中膜,炎症反应重,纤维增生轻;TA 比 GCA 更常见致密的肉芽肿。此外,TA 常复发,更需要外科干预(Maksimowicz-Mckinnon et al, 2009)。

1.2.6 特发性主动脉炎

患者因主动脉瘤或主动脉夹层而行主动脉切除手术,病理检测呈主动脉炎表现,但无明确的临床证据表明该患者存在系统性风湿免疫性疾病,故称为"孤立"或"特发性"主动脉炎。病变部位最常见于升主动脉。组织形态学缺乏特征性的炎症特点,可以为肉芽肿性,也可以是纯淋巴浆细胞型。这组患者的诊断和治疗主要依据临床特征。

目前尚不清楚特发性主动脉炎是否为一种临床表现相似而病理类型不同的主动脉炎。该类患者主动脉手术切除部分的远端往往存在管壁增厚或减薄、内膜钙化、动脉瘤形成或管腔狭窄等改变。尚不明确这类患者是否确系一种主动脉某节段独立存在的血管炎,还是全身性血管炎在主动脉的局部表现,而其他器官的病变尚处于亚临床期。

1.3 中等血管炎

中等血管炎(MVV)的临床表现复杂,除病史、临床表现和实验室检查外,病理学检查是 MVV 诊断的重要依据。中等血管炎主要包括 KD 和结节性多动脉炎（polyarteritis nodosa，PAN）两种不同类型的疾病。

1.3.1 中等血管炎的临床特点

不同类型的 MVV 其疾病特点不同、受累器官不同，并有各自独特的临床表现。

KD 是一种儿童急性自限性血管炎，特点是发热、皮疹、非渗出性结膜炎、口腔黏膜充血水肿、颈部淋巴结非化脓性肿大、掌跖红斑、手足硬性水肿等，通常几天后可自行消退。未经治疗的患者中 20%~25% 可能发展为冠状动脉瘤。冠状动脉瘤伴血栓形成引起的缺血性心脏病是 KD 最常见的死亡原因（Newburger et al，2004）。

PAN 是一种较为罕见的疾病，各年龄段均可发病，但 40~60 岁更常见。皮肤或皮下结节是该病的典型临床特征，可累及不同的器官。肾血管受累时，不出现肾小球疾病；若累及胃肠道，出血和小肠穿孔是最严重的表现；约 60% 的患者外周神经系统出现多发性单一神经炎；肌肉、骨骼系统受累包括肌痛和关节痛。

1.3.2 中等血管炎的组织形态学基本特征

中等血管炎的组织形态学改变包括血管壁损伤和继发性改变。

血管壁损伤。①血管壁炎性浸润及损伤：血管壁及其周围组织的炎性细胞浸润，血管壁和/或管壁周围纤维素样坏死，动脉瘤形成。②血管壁增生性改变：平滑肌细胞呈同心圆状增殖，血管壁外膜纤维组织增生。③管腔堵塞：血管内皮细胞肿胀或坏死、血栓栓塞、内膜纤维性增厚及中膜平滑肌细胞增生等致管腔堵塞。④外膜新生血管形成。

血管损伤的继发性改变是由于血管栓塞或血管壁的破坏，造成病变动脉供血的器官发生坏死、梗死、纤维化等。

1.3.3 川崎病

KD 是最常见的血管炎综合征之一。主要影响中等动脉，冠状动脉易受累。根据疾病进程可分为急性期和晚期，两者的组织形态学改变不同。

1. KD 急性期的组织形态学表现　KD 冠状动脉炎的炎性细胞浸润始于外膜和内膜。在 KD 发病后 6~8d 死亡患者的尸体解剖中观察到，外膜和内膜均可见少量巨噬细胞、中性粒细胞和淋巴细胞，但中膜未见炎性细胞浸润。疾病的第 10 天，内、外弹力板破坏，动脉壁中层出现巨噬细胞、中性粒细胞和淋巴细胞浸润，此时冠状动脉尚未扩张。之后，炎症逐渐扩散，弹力板及平滑肌细胞等结构严重受损，冠状动脉开始扩张，于病程第 12 天左右可形成动脉瘤。

动脉瘤内的血液涡流促进血栓形成,在许多急性阶段死亡的 KD 尸体解剖病例中可见血栓闭塞性冠状动脉瘤。KD 急性期血管壁中浸润的细胞为 CD66 阳性的中性粒细胞和 M2 巨噬细胞。中性粒细胞产生和释放的蛋白酶、氧和许多其他分子参与动脉壁的初始损伤。

2. KD 晚期的组织形态学表现　KD 晚期患者大多数死于心脏缺血或心律失常。组织形态学上,晚期冠状动脉病变可分为两种类型,动脉瘤或轻度扩张。动脉瘤壁可有层状钙化和机化血栓。新鲜血栓阻塞也可能是死亡原因之一。此外,动脉瘤的近端和远端动脉可有同心圆状内膜增厚,推测部分死亡原因是内膜增厚导致管狭窄所致。动脉瘤内的血栓可能机化再通。在 KD 发病数年后死亡患者的尸体解剖中发现,再通血管的结构与正常动脉的结构相似,一个中心动脉分叉成多个再通血管,这些再通血管连接在一起形成新的冠状动脉血供。然而,由于新生内膜逐渐增厚,再通的血管亦可能阻塞(Mccrindle et al, 2017)。

1.3.4　结节性多动脉炎

PAN 是一种少见的与动脉瘤发生相关的中等血管炎。任何年龄段均可发病,以 40~60 岁为多见,儿童少见,男:女为(2~3):1。血管造影显示动脉瘤和动脉狭窄,尤其是肾脏、肝脏和肠系膜动脉。组织形态学表现为中等动脉或小动脉有炎性渗出及增生,形成节段性、结节性、坏死性血管炎。病变好发于血管分叉处,导致微动脉瘤形成、血栓形成、动脉瘤破裂出血及器官梗死。

PAN 的病因可分为两类:一类病因不明,另一类与乙型肝炎病毒(*hepatitis B virus*, HBV)感染有关。PAN 血管损伤的机制尚不完全清楚。与 HBV 相关的 PAN 是由于 HBV 抗原诱导的免疫复合物激活补体,诱导和活化中性粒细胞而引起血管炎性损伤。细胞因子(如 IFN-α、IL-2、TNF-α 等)可诱导黏附分子表达,使中性粒细胞易与内皮细胞接触,诱发其损伤。抗血管内皮细胞抗体亦可直接作用于血管内皮细胞表面,介导内皮损伤。T 细胞介导的免疫机制在 PAN 的发病过程中也起一定作用。

1. PAN 急性坏死阶段的组织形态学表现　PAN 的急性炎性坏死阶段,中、小动脉的内、中、外膜三层结构,包括平滑肌及弹力纤维,尤其是内弹力板均破坏消失,被无结构嗜酸性碎块状纤维素样坏死物取代。坏死多起自动脉中膜,继之向内膜及外膜扩展,累及管壁全层。纤维素样坏死波及血管内膜时可致内皮细胞肿胀、脱落和血栓形成,造成管腔狭窄及堵塞。血管壁全层均有重度中性粒细胞浸润及红细胞渗出,外膜更为明显,并有淋巴细胞、单核细胞以及嗜酸性粒细胞等。

2. PAN 修复阶段的组织形态学表现　PAN 的修复阶段,血管壁的坏死部分被肉芽组织替代,特点是纤维母细胞增生及炎性肉芽组织形成。有时管壁及其周围组织内见由组织细胞和上皮样细胞组成的肉芽肿,偶见多核巨细胞。急性期渗出的细胞逐渐消退,残余少量嗜酸性粒细胞、淋巴细胞和浆细胞。血管内的血栓可机化再通,形成固定在血管壁上的小硬结。最终,血管壁纤维化,破坏的管壁代之以瘢痕组织,管腔狭窄、阻塞或机化血栓再通。

　　PAN 的急性坏死阶段和修复阶段的病变同时存在,尤其在全身性病例,于不同部位可见到多种病变共存的组织形态学表现(Karadag and Jayne, 2018)。

1.3.5　川崎病与结节性多动脉炎的鉴别

　　KD 与 PAN 的病理学改变、临床病程、预后和治疗均不完全相同,应加以鉴别。在 KD 中,病变主要发生在由大动脉发出分支后进入实质器官前的中动脉,如肾动脉;而在 PAN 中,进入实质器官前和实质器官内的动脉可同时受累。在 KD 中,所有受累动脉的炎症均遵循约 6 周的急性病程,出现一个峰值,表现为各器官组织形态学的炎性改变同步进行;而在 PAN 中,急性炎性病变和肉芽肿或瘢痕病变同时存在于同一器官。KD 的急性期特点是包括单核 /巨噬细胞的炎细胞浸润,而 PAN 的急性期特点是中性粒细胞浸润的纤维素样坏死 (Takahashi et al, 2007)。

1.4　小血管炎

　　原发性小血管炎根据发病机制的不同分为两类,一类是 ANCA 相关性血管炎(ANCA-associated vasculitis, AAV),包括显微镜下多血管炎(microscopic polyangiitis, MPA)、肉芽肿性多血管炎(granulomatosis with polyangiitis, GPA)和嗜酸性肉芽肿性多血管炎(eosinophilic granulomatosis with polyangiitis, EGPA);另一类是免疫复合物相关性血管炎,包括抗肾小球基底膜病、免疫球蛋白 A 血管炎(IgAV)(过敏性紫癜)、冷球蛋白症血管炎和补体荨麻疹性血管炎。

1.4.1　抗中性粒细胞胞质抗体相关性血管炎

　　相关性血管炎(AAV)是一组坏死性血管炎综合征,主要累及小血管(毛细血管、静脉和小动脉)。血管壁少有或没有免疫复合物沉积。任何年龄段皆可发病,老年人更为常见。无性别差异,病因不清,具有家族聚集倾向,与感染(金黄色葡萄球菌)、环境(硅)和药物(丙硫氧嘧啶、肼屈嗪)等因素有关。AAV 的诊断基于临床特征和血清中检测到 ANCA,组织形态学特点可为诊断提供重要依据。临床表现包括非特异性症状和全身多系统受累症状。非特异性症状如全身不适、发热和体质量减轻,可见于 AAV 的全部亚型,持续数周至数月,直至具体器官受累,包括肺部、头颈部、肾脏及其他脏器。根据 ANCA 的抗体类型,分为针对蛋白酶 3(proteinase 3, PR3)的 ANCA(PR3-ANCA)和针对骨髓过氧化物酶(myeloperoxidase, MPO)的 ANCA(MPO-ANCA)两型(Bajema et al, 2001)。

1. ANCA 相关性血管炎各亚型的特点　AAV 各亚型临床表现、治疗方案和预后基本一致。虽然各亚型间的特征存在重叠,但亦各有特点。如 GPA 表现有呼吸道坏死性肉芽肿,EGPA 表现有外周血嗜酸性粒细胞增多(Cornec et al, 2016)。

肉芽肿性多血管炎(GPA)又称为韦格纳肉芽肿,其特点是小血管的中性粒细胞性血管炎和坏死性肉芽肿,亦可累及大、中型血管。主要表现为耳、鼻、喉(ear nose throat, ENT)病变,包括鼻甲肥大、鼻出血、口腔、和 / 或鼻腔溃疡、鼻窦炎、耳炎、和 / 或传导性耳聋、和 / 或感音神经性聋,可发展为严重的听力障碍。持续性鼻炎可导致鼻中隔穿孔和鞍鼻畸形。会厌炎、眼球受累在 GPA 中也很常见,还可能发生眼眶肉芽肿或假瘤。一些患者可能进展为全身性的疾病,当累及肺部时通常伴有双侧肺实质结节,当累及肾脏时伴有低免疫坏死性新月体肾小球肾炎。偶有大血管受累的报道,发生主动脉瘤或夹层,一些病例在影像学上主要表现为主动脉周围炎。局限性和全身性 GPA 患者的血液中均可检出 PR3-ANCA,检出率分别为 50%~80% 和 90% 以上。仅有少数患者可检出 MPO-ANCA。

EGPA 是 AAV 综合征中的罕见亚型。也是一种肉芽肿性血管炎,但其特征为外周血和 / 或组织嗜酸性粒细胞增多、严重的晚发性哮喘、鼻息肉病。与 GPA 类似,EGPA 患者亦可出现耳鼻喉的症状,但通常表现为变应性鼻炎伴鼻息肉。此外,EGPA 的耳鼻喉病变程度显著轻于 GPA,亦不具有破坏性。周围神经病变通常是单一神经炎。心脏受累为该病的特点,表现为心力衰竭、心包炎或心律失常,约半数 EGPA 患者因心脏受累而死亡。肾脏虽受累较少,但病变的发生与 ANCA 阳性相关。此外,仅 25%~40% 的 EGPA 患者血液中 ANCA 阳性,主要为 MPO-ANCA 类型。

多年来,学者一直认为 MPA 与 PAN 是同一种疾病,直到 1994 年 CHCC 才将 MPA 分类为独立疾病。MPA 与 PAN、GPA 等类型的血管炎在临床表现上有许多共同特征,但 MPA 亦有显著的特点。超过 80% 的 MPA 患者存在肾脏受累,快速进展性肾小球肾炎是该病的主要特征。70% 以上的患者存在体质量减轻,60% 以上的患者有皮肤损伤,约 60% 患者有神经损伤,55% 患者表现为发热。部分病例可有肺部受累,典型组织形态学表现为肺毛细血管炎引起的弥漫性肺泡出血,重者危及生命。75% 的 MPA 患者 ANCA 阳性,通常为

MPO-ANCA,但也可见 PR3-ANCA。

2. ANCA 的发病机制　在过去的几十年里,对 AAV 病理生理学的认识取得了较大进展。临床上识别出针对中性粒细胞的 MPO 和 PR3 抗体不仅具有重要诊断意义,对深入认识 ANCA 的发生发展亦具有重要意义。已知多种诱发因素,如微生物感染、遗传因素、环境因素和治疗药物等,均可引起 MPO 和 PR3 抗体产生,同时还能诱发促炎细胞因子的产生,这类因子具有激活中性粒细胞的能力。因此,外周血中的中性粒细胞数量增多,细胞质蛋白抗原(包括 MPO 和 PR3)暴露于中性粒细胞表面。中性粒细胞与 MPO 和 PR3 抗体相互作用而被激活。活化的中性粒细胞附着于血管内皮细胞表面并在血管壁内积聚、脱颗粒,产生活性氧自由基,致使组织损伤。内皮细胞损伤导致血清蛋白和凝血因子的渗漏,引起纤维素样坏死。随后,B 淋巴细胞产生 ANCAs,中性粒细胞的数量、形态及功能异常和失衡,以及 Th17 增多等,皆促使炎症过程持续进展。

3. ANCA 相关性血管炎的组织形态学表现　ANCA 各亚型的组织形态学特点:GPA 和 EGPA 表现为肉芽肿性炎症,EGPA 中有嗜酸性粒细胞浸润;MPA 血管改变与韦格纳肉芽肿的血管改变非常相似,但一般不出现典型的肉芽肿。

ANCA 的组织形态学基本特征:早期病变主要是小血管周围大量中性粒细胞浸润并死亡,伴有单核细胞浸润及节段性血管坏死。血管壁的初始损伤可能导致出血和血浆蛋白渗出,凝血因子进入血管壁和邻近的血管外组织,导致损伤区域内纤维素样坏死。组织形态学表现为病变中心形成包含不同阶段坏死及凋亡的中性粒细胞的微小脓肿,边缘有带状巨噬细胞环绕。

随着病程进展,炎症病灶的细胞成分从富含中性粒细胞过渡为富含单核细胞和/或巨噬细胞,间质胶原蛋白沉积,进入瘢痕形成阶段。组织形态学表现为坏死碎片被瘢痕组织取代,淋巴细胞和淋巴滤泡成为慢性肉芽肿性炎症的组成部分。小血管结构和功能的恢复取决于炎症的损伤程度、持续时间及瘢痕面积。血管轻度的节段性损伤可通过血管重构以恢复正常结构,严重的损伤将导致不可逆性全血管闭塞。肾小球毛细血管局灶性节段性坏死,呈新月体形态,由纤维蛋白、单核细胞、巨噬细胞和大量活化的上皮细胞所组成(Wilde et al,2011)。

1.4.2　免疫复合物相关性小血管炎

免疫复合物相关性小血管炎包括一组由免疫球蛋白和/或补体在小血管壁沉积引起的疾病。根据免疫球蛋白的种类及其沉积部位分为以下类型。

抗肾小球基底膜病，主因抗 GBM 抗体在肾小球 / 肺泡壁毛细血管基底膜中沉积。肾脏受累表现为急进性肾小球肾炎、肾小球毛细血管坏死和新月体形成，可在几天内出现肾衰竭。肺部受累可引起致命性肺出血。部分患者可在几周或几个月前出现前驱症状，如疲劳、体质量减轻和不适。此外，一些抗肾小球基底膜病患者也可能出现 ANCA 阳性，通常为 MPO 抗体。

IgAV 即过敏性紫癜（Henoch–Schönlein purpura），是一种以 IgA 免疫复合物在血管壁沉积为主的血管炎，是儿童最常见的全身性血管炎。约半数的病例有呼吸道感染史。IgAV 患者通常以皮肤表现为主，2/3 患者的紫癜主要发生在机体易受压区。关节主要累及膝和踝。消化道主要累及小肠，表现为腹痛、恶心、呕吐、黑便和 / 或直肠出血。肾脏可受累，急性肾小球损伤为本病的主要病变和死亡原因（Evangéline et al, 2002）。

冷球蛋白血管炎为一种罕见的血管炎，其特征是外周血中存在冷球蛋白（冷球蛋白血症），根据冷球蛋白的类型分类：I 型单纯性冷球蛋白血症，由单克隆免疫球蛋白组成，与淋巴增生性或骨髓增生性疾病密切相关；Ⅱ 型由多克隆和单克隆免疫球蛋白（通常为 IgM 或 IgA）的混合物组成，具有类风湿因子活性；Ⅲ 型由多克隆免疫球蛋白组成，无单克隆成分，具有类风湿因子活性。冷球蛋白血症的特征是皮肤受累，典型表现为下肢紫癜，雷诺现象与网状青斑；肌肉骨骼症状多为关节痛、肌痛及周围神经病，通常为远端的感觉神经病或多发性感觉运动神经病。约 20% 的病例可累及肾脏，通常伴有膜性增生性肾小球肾炎。

1.5 混合炎型血管炎

1.5.1 白塞综合征

白塞综合征是一种病因不明的慢性、复发性血管炎，病变可累及全身的动脉和静脉，几乎影响所有器官系统。典型临床症状为口腔溃疡和皮肤病变。若有肌肉骨骼系统、眼、神经系统、胃肠道、泌尿生殖系统、心肺系统受累则发病率和死亡率均显著升高。

白塞综合征的发生、发展病因及病理学机制尚不清楚，环境因素和遗传因素可能参与疾病的发展。全基因组关联研究（Genome Wide Association Study, GWAS）已鉴定 HLA-b51 和 HLA ERAP1（内质网氨基肽酶）为白塞综合征易感基因。环境因素（可能包括微生物暴露、细胞免疫和体液免疫）对易感人群起致病作用。白塞综合征的促炎细胞因子级联反应、炎症反应、复发和缓解过程,以及对免疫抑制药物的治疗反应均提示该病为自身免疫性炎症。

白塞综合征的主要组织形态学特点是混合性血管炎,可发生于各种大小的动脉和静脉血管系统。炎症可致血管壁全层受累,浸润的炎细胞包括中性粒细胞、淋巴细胞和单核细胞等。血管内皮细胞肿胀、管壁纤维素样坏死、弹力纤维破坏。静脉病变较动脉更多见。动脉病变可引起动脉瘤、溃疡、血栓和管腔狭窄;静脉病变主要表现为静脉血栓和血栓性静脉炎。血栓通常在血管壁上附着紧密,不发生栓塞。

口腔溃疡和生殖器溃疡是该病的临床特征。皮肤白塞综合征表现为丘疹结节样病变、皮疹、假毛囊炎、神经节脓皮病,偶有多形红斑皮疹。消化道白塞综合征可表现为贯穿消化道的溃疡,主要发生在口腔、食管、回肠、盲肠和升结肠。神经白塞综合征是一种严重的并发症,可引起脑的实质性和非实质性疾病。脑实质疾病累及大脑、脑干、小脑和脊髓,可导致脑神经病、锥体病、局灶性或多灶性脑损伤,及多种脑干综合征,视神经轴突可有不同程度受累。脑的非实质性疾病包括脑静脉窦血栓形成、颅内高压和脑膜炎,并可复发。累及肌肉骨骼系统表现为关节痛,但通常组织无糜烂、关节无变形。纤维肌痛症亦较常见。白塞综合征的眼部病变表现多样,表现为前葡萄膜炎、中间葡萄膜炎、后葡萄膜炎、视网膜血管炎、巩膜炎、黄斑病变、视网膜动静脉血栓形成、视神经炎等(Mendes et al,2009)。

1.5.2 血栓闭塞性脉管炎

血栓闭塞性脉管炎(thromboangiitis obliterans,TAO),既往称为Buerger病,是一种病因不明的间歇性炎症性血栓闭塞性血管疾病。下肢多见,表现为患肢缺血、疼痛、间歇性跛行、足背动脉搏动减弱或消失和游走性表浅静脉炎,严重者有肢端溃疡和坏死。

组织形态学表现为慢性复发性中、小动脉和静脉的周期性、节段性、非特异性炎症。TAO血管损伤以内膜为主,淋巴细胞浸润主要集中在内膜。病变过程是内膜炎—内膜增生—管腔狭窄—血栓性闭塞。闭塞段之间的血管节段正常,病变常新旧并存。早期血栓呈红色或棕褐色,晚期机化后呈白色,与血管壁附着紧密。血管周围有纤维性增生、粘连,连同动、静脉和并行的神经一起包裹在其中。动脉壁的交感神经和周围神经变性及髓鞘丧失。

急性期组织形态学表现:动脉内膜炎。内膜增生,并有以淋巴细胞和浆细胞为主的炎性细胞浸润,在内膜炎症、增生和管腔狭窄的基础上形成血栓。血栓的肉芽反应有单核细胞、中性粒细胞、巨噬细胞和可溶性纤维蛋白参与其中。在病变初期,内弹力板结构完整,炎性细胞浸润局限于中膜和外膜。随着病变进展,内弹力板肿胀、分离、断裂甚至消失,约半数患者出现中膜广泛纤维化。病变后期形成全动脉炎和动脉周围炎。

慢性期组织形态学表现:在动脉急性炎症消退后,血栓逐渐机化,动脉管腔呈纤维性闭塞。若血栓内有新生毛细血管形成、可机化再通。机化的血栓与动脉壁粘连紧密,动脉周围广泛纤维化。交感神经和感觉神经受到挤压和变性,引起肢体末梢组织缺血性疼痛和动脉痉挛。TAO 的血管呈波浪形狭窄,这是由于动脉局部痉挛、动脉阻塞、动脉壁增生所致。动脉严重狭窄和阻塞后,如果侧支循环不能代偿其功能,则会出现组织营养障碍,表现为肌肉萎缩、皮肤变薄、骨质疏松、末梢组织缺血性溃疡和坏疽等。

1.6 静脉炎

1.6.1 巴德–基亚里综合征

巴德–基亚里综合征(Budd–Chiari syndrome,BCS)是由于各种原因导致的肝静脉和肝后段的下腔静脉(inferior vena cava,IVC)狭窄闭塞,肝静脉和下腔静脉血液回流障碍,出现肝大、疼痛、腹腔积液和肝脏功能障碍等一系列临床表现。BCS 可根据病因(原发性、继发性)、临床病程(急性或慢性)和累及部位(躯干型、神经根型和静脉型)进行分类。原发性 BCS 系因血栓形成、机化,在病变静脉内形成隔膜状闭塞、缩窄。继发性 BCS 由非血栓性阻塞、外压性因素或其他罕见因素引起。

BCS 的梗阻部位可能位于肝的小静脉或大静脉,也可能位于下腔静脉的肝上段。肝静脉回流受阻、压力增高,导致中央静脉和肝静脉窦扩张淤血,导致顽固性腹腔积液、肝脾大、食管胃底静脉曲张等门静脉高压表现。

受累静脉的组织形态学表现为管腔狭窄、新鲜血栓形成或血栓叠加于之前已狭窄的管腔内。急性期常有静脉管腔闭塞,慢性期静脉壁呈炎性改变,静脉壁增厚,有血栓机化和机化再通。狭窄可累及全部肝静脉或曲张的静脉,或仅累及一小部分。通常,肝静脉各段的受累并不同步,并具有进展性。梗阻之后侧支循环绕过静脉的梗阻段,进入肝内或肝外循环。肝脾大,光镜下可见小叶中央静脉扩张,肝窦充血、出血、扩张,中央性肝细胞萎缩坏死,病程后期小叶中央区纤维化,出现肝组织再生及假小叶形成等肝硬化表现。

1.6.2 血栓性静脉炎

血栓性静脉炎是指由于各种原因,如创伤(静脉注入硬化剂,高渗溶液,抗癌药物,造影剂,静脉插管等)、缺氧、化学物质(吸烟,高胆固醇血症)、感染(细菌毒素)、肿瘤细胞侵犯等原因,引起血管内膜损伤、血流缓慢和涡流形成、血液凝固性增高而促使血栓形成。

静脉血栓形成和血栓性静脉炎的发生机制不同,前者主要为血流缓慢和血液凝固性增高,而静脉壁无明显变化;后者是在静脉壁已有炎症的基础上继发血栓。然而由于血栓形成后几小时内血管壁即可出现不同程度的炎症反应,因此两者难以明确区分,由此可统称为血栓性静脉炎。

不同原因所致的血栓性静脉炎的组织形态学表现并不完全相同。如化脓性静脉炎,其管壁炎症显著,并以中性粒细胞浸润为主;化学性静脉炎则以内膜增生为明显;肿瘤和心力衰竭所引起的静脉炎,其管壁炎症反应比较轻微;游走性血栓性静脉炎,其管壁及周围组织内成纤维细胞增生较明显。

典型血栓的组织形态包括3部分:头部、体部和尾部。在病变静脉内膜上由沉积的血小板和混入的白细胞形成灰白色血栓为头部,再于白色血栓的基础上附以更多的白细胞和纤维蛋白及大量的红细胞,形成混合性血栓为体部;当已形成的血栓进一步发展充塞管腔时,局部血流停止,血液迅速凝固,形成暗红色的红血栓为尾部。血栓形成后在纤溶酶和中性粒细胞蛋白分解酶的作用下,部分血栓有可能溶解消散;部分血栓在形成后的5d内即有成纤维细胞长入,形成肉芽组织,血栓逐渐机化,内有新血管生成,可机化再通;若结缔组织增生和瘢痕形成,则病变静脉成为硬化性条索状。

1.7 感染性主动脉炎

感染性主动脉炎通常是感染性心内膜炎的并发症,亦可继发于感染性栓塞栓子,或可由周围感染蔓延扩散而引起。

1.7.1 化脓性主动脉炎

化脓性主动脉炎的病原微生物绝大多数为细菌,50%~85%的病例血液培养呈阳性,以葡萄球菌和沙门氏菌常见。肺炎链球菌和其他非沙门氏革兰氏阴性杆菌也为致病原因。真菌较少见,主要与免疫抑制剂的应用或广谱抗菌治疗有关。约有半数病例存在既往感染史(如肺炎、胆囊炎、尿路感染),这部分病例中的一半归因于感染性心内膜炎。胸主动脉感染性动脉瘤相对少见,其常见的原因为纵隔（如食管、肺或心包）感染直接扩展或感染性心内膜炎，累及主动脉根部。化脓性主动脉炎通常发生在血管扩张区、损伤区或动脉粥样硬化斑块区。机体的低免疫状态（如糖尿病、糖皮质激素、化疗和/或恶性肿瘤）亦是重要的危险因素之一。

组织形态学表现主要为动脉壁全层的急性炎症，脓肿中含有大量中性粒细胞，并伴有不同程度的坏死和血栓形成。病程早期可发生血管破裂。微生物染色阳性。

感染性动脉炎和非感染性动脉炎的鉴别不难。感染性动脉炎除了存在微生物（如培养和/或染色所示）感染外，动脉壁全层的急性炎性反应较重，而非感染性动脉炎表现为更严重的慢性炎症和外膜纤维化。感染性动脉炎的围手术期死亡率为 15%~20%，若为革兰氏阴性菌感染或动脉瘤破裂则预后更差。

1.7.2　梅毒性主动脉炎

梅毒性主动脉炎是三期梅毒的一种表现，随着青霉素的有效应用现已成为非常罕见的动脉瘤病因。梅毒性主动脉炎与其他感染性动脉炎不同，以升主动脉和胸主动脉更易受累。梅毒螺旋体主要侵犯动脉外膜的小滋养动脉及间质小动脉。随后机体的免疫系统对微生物产生免疫反应，直接导致血管损伤、管腔狭窄和闭塞（闭塞性动脉内膜炎）。组织形态学表现为：主动脉外膜滋养血管周围有密集的淋巴细胞、单核细胞、特别是浆细胞的浸润，可向动脉壁内扩展，并伴有外膜纤维化。滋养血管腔闭塞导致主动脉中膜平滑肌细胞及弹力板广泛片状坏死，坏死灶周围有栅栏状排列的巨噬细胞，呈"小树胶样肿"，并粟粒状遍布中膜。主动脉管壁塌陷、扩张形成动脉瘤。动脉壁纤维瘢痕形成，瘢痕收缩可使主动脉内膜皱褶，叠加动脉粥样硬化斑块，肉眼观察似树皮状。病变累及主动脉瓣环，出现主动脉瓣关闭不全，继发心脏增大。慢性超负荷导致的充血性心力衰竭是常见的死亡原因。病变亦可致冠状动脉开口狭窄，导致心肌缺血。

1.7.3　结核性主动脉炎

结核性主动脉炎为主动脉周围的感染结核分枝杆菌的淋巴结，或其他感染灶侵蚀邻近的主动脉壁而引起。胸主动脉段和腹主动脉段受影响的概率相近。约半数的患者有播散性结核病。主动脉壁病变的范围从内膜粟粒状结核到外膜结核及动脉瘤形成。并发症包括主动脉－肺动脉瘘和冠状动脉开口梗阻（很少发生）。大多数病灶的组织形态学表现为特征性肉芽肿病灶（伴或不伴干酪样变，耐酸性芽孢杆菌染色可见微生物），但亦有报道称其为纤维化病灶,此种形态学表现可能与动脉壁对结核分枝杆菌的超敏反应有关。如果治疗不及时,结核性主动脉炎有可能发展成为主动脉瘤,甚至破裂而死亡。联合使用抗结核药和外科治疗可显著提高生存率。

(赵 红 孙 洋)

参考文献

BAJEMA I M, HAGEN E C, HEER E D, et al, 2001. Colocalization of ANCA-antigens and fibrinoid necrosis in ANCA-associated vasculitis. Kidney International, 60 (5): 2025-2030.

BORCHERS A T, GERSHWIN M E, 2012. Giant cell arteritis: A a review of classification, pathophysiology, geoepidemiology and treatment. Autoimmunity Reviews, 11 (6-7): 0-0A544-A554.

CORNEC D, GALL C L, FERVENZA F C, et al, 2016. ANCA-associated vasculitis [mdash] clinical utility of using ANCA specificity to classify patients. Nature Reviews Rev Rheumatol, 12 (10): 570.

DESHPANDE V, ZEN Y, CHAN J K, et al, 2012. Consensus statement on the pathology of IgG4-related disease. Mod Pathol, 25 (9): 1181-1192.

EVANGÉLINE PILLEBOUT, THERVET E, HILL G, et al, 2002. Henoch-Schönlein Purpura in adults: Outcome and prognostic factors. J Am Soc Nephrol, 13 (5): 1271-1278.

JENNETTE J C, FALK R J, BACON P A, et al, 2013, . 2012 Revised International Chapel Hill Consensus Conference nomenclature of vasculitides. Arthritis Rheum, 65 (1): 1-11.

KARADAG O, JAYNE D, 2018. Polyarteritis nodosa revisited: a review of historical approaches, subphenotypes and a research agenda. Clin Exp Rheumatol, 36 (2): 135-142. Clinical & Experimental Rheumatology.

TAKAHASHI K T, OHARASEKITOSHIAKI O, YOKOUCHI Y, et al, 2007. Kawasaki disease arteritis and polyarteritis nodosa. Pathol Case Rev, 12 (5): 193-199.

MAHR A, AOUBA A, RICHEBÉ P, 2017. Epidemiology and natural history of giant cell arteritis. Eur J Int Med, 17 Suppl: 38 (10): 663-669.

MAKSIMOWICZ-MCKINNON K, CLARK T M, HOFFMAN G S, 2009. Takayasu arteritis and giant cell arteritis: a spectrum within the same disease? Medicine, 88 (4): 221-226.

MCCRINDLE B W, ROWLEY A H, NEWBURGER J W, et al, 2017. Diagnosis, treatment, and long-term management of kawasaki disease: a scientific statement for health professionals from the American Heart Association. Circulation, 135 (17): e927-e999.

MENDES D, CORREIA M, BARBEDO M, et al, 2009. Behcet's disease: a contemporary review. J Autoimmun, 32 (3-4): 178-188.

NEWBURGER J W, TAKAHASHI M, GERBER M A, et al, 2004. Diagnosis, treatment, and long-term management of Kawasaki disease: a statement for health professionals from the Committee on Rheumatic Fever, Endocarditis, and Kawasaki Disease, Council on Cardiovascular Disease in the Young. Am Heart Assoc Pediatr, 114(6): 1708–1733.

NORIS M, DAINA E, GAMBA S, et al, 1999. Interleukin–6 and RANTES in Takayasu arteritis: a guide for therapeutic decisions? Circulation, 100(1): 55–60.

SAMSON M, CORBERA–BELLALTA M, AUDIA S, et al, 2017. Recent advances in our understanding of giant cell arteritis pathogenesis. Autoimmun Rev, 16(8): 833–844.

STONE J H, TUCKWELL K, DIMONACO S, et al, 2017. Trial of tocilizumab in giant–cell arteritis. N Engl J Med, 377(4): 317–328.

STONE J R, BRUNEVAL P, ANGELINI A, et al, 2015. Consensus statement on surgical pathology of the aorta from the Society for Cardiovascular Pathology and the Association for European Cardiovascular Pathology: I. Inflammatory diseases. Cardiovasc Pathol, 24(5): 267–278.

WATTS R A, ROBSON J, 2018. Introduction, epidemiology and classification of vasculitis. Best Pract Res Clin Rheumatol, 32(1): 3–20.

WILDE B, VAN PAASSEN P, WITZKE O, et al, 2011. New pathophysiological insights and treatment of ANCA–associated vasculitis. Kidney International, 79(6): 599–612.

2 炎性血管疾病的诊断和鉴别诊断

血管炎是一组异质性或混杂性疾病,即同一种类血管炎的病因可以不同,而同一病因所引起的血管炎也可不同,以及一种血管炎的症状和体征又可与另一种血管炎十分相像。换言之,大多数血管炎的临床表现彼此间有很多重叠,并且很多血管炎均缺乏各自独有的临床表现。

炎性改变既可发生在动脉、静脉,又可发生在毛细血管。既可发生在血管壁的内膜,也可发生在血管壁的外膜。病变部位有炎性渗出和炎性细胞浸润。重症血管炎可使血管壁发生纤维蛋白样变、血管内膜增生、血管内血流受阻和血栓形成,从而可导致组织缺血、梗死或坏死。此外,血管壁的炎性反应还可使患者出现系统性或全身性症状,如发热、脏器损害(如肾功减退),以及相应的实验室改变(如 ESR 增快和 CRP 增高等)(Varma et al, 2019)。迄今为止,对于血管炎疾病的分类还无统一的标准。美国风湿病学会(American Rheumatology Academy, ACR)于 1990 年起草了不同血管炎疾病的分类标准,以下做简要概述。

2.1 大动脉炎

TA 是一种累及主动脉及其主要分支的慢性非特异性炎症,表现为全层动脉炎,病变主要累及主动脉弓及其分支,其次为降主动脉、腹主动脉和肾动脉,肺动脉、冠状动脉亦可受累(Javinani et al, 2019)。TA 多发于年轻女性,绝大多数在 30 岁以前发病,40 岁以后发病较少(Arend et al, 1990)。国外报道 TA 的患病率为 2.6/100 万。该病病因尚不明确,可能与感染有关,诊断标准多是建立在小规模的临床研究基础上,并且研究人群的人种也有较大差异。

2.1.1 临床表现

全身症状:发病早期少数患者有全身不适、发热、出汗、肌痛、血管性疼痛、关节炎和结节红斑炎,可急性起病,亦可隐匿起病,症状缺乏特异性,诊断较为困难。

局部症状和体征:TA 病变多见于主动脉弓及其分支,按受累血管不同,表现为不同器官缺血的症状,如头痛、头昏、晕厥、卒中、少尿无尿、肢体间歇性跛行、静息痛等,体征有肱动脉或股动脉搏动减弱或消失,颈部、锁骨上下区、上腹部、肾区出现血管杂音,双上肢收缩压差 >10mmHg(Kerr et al, 1994)。临床上根据病变部位分为 4 种类型:①头臂动脉型(主动脉弓综合征);②胸腹主动脉型;③混合型;④肺动脉型。

2.1.2 实验室检查

尚无特异性血液化验指标。

ESR:反应该病活动的重要指标,疾病活动时 ESR 增快,病情稳定后恢复正常。

CRP 和高敏 CRP:其意义与 ESR 相同,为该病活动的指标之一。

抗结核菌素试验:国内有资料显示 20%~40% 的 TA 患者有结核史,结核菌素试验对发现活动性结核有一定参考价值。

生物学指标:TNF、IL-6、调节活化正常 T 细胞表达趋化因子等可能反应本病病变活动更敏感。

其他:少数患者活动期白细胞增高或血小板增高,为炎症活动的一种反应。可见慢性贫血,高免疫球蛋白血症较少见。

2.1.3 影像学检查

彩色多普勒超声检查:可探及主动脉及其主要分支狭窄或闭塞(颈动脉、锁骨下动脉、肾动脉等),但对其远端分支探查较困难。

数字减影血管造影(digital subtraction angiography, DSA):可直接显示受累血管管腔变化、管壁是否光滑、受累血管的狭窄程度、受累血管的范围和长度。

增强 CT 和 MRI:增强 CT 可显示部分受累血管的病变,发现管壁强化和环状低密度影提示为病变活动期。MRI 能显示出受累血管壁的水肿情况,有助判断疾病是否处于活动期。

2.1.4 诊断要点

1. 临床诊断　40 岁以下女性,具有下列表现 1 项以上者,应怀疑本病。

(1)单侧或双侧肢体出现缺血症状,表现为动脉搏动减弱或消失,血压降低或测不出。

(2)脑缺血症状,表现为单侧或双侧颈动脉搏动减弱或消失,以及颈部血管杂音。

(3)近期出现的高血压或顽固性高血压。伴有上腹部 Ⅱ 级以上高调血管杂音。

（4）不明原因低热，闻及背部脊柱两侧或胸骨旁、脐旁等部位或肾区的血管杂音，脉搏有异常改变者。

（5）无脉及有眼底病变者。

2. 诊断标准　2011年中华医学会风湿病学分会制定了中国的 TA 诊断及治疗指南（2011a），采用1990年美国风湿病学会的诊断标准。符合下列6项中的3项者可诊断本病，此诊断标准的敏感性和特异性分别是 90.5% 和 97.8%。

（1）发病年龄≤40岁：40岁前出现症状或体征。

（2）肢体间歇性运动障碍：活动时1个或多个肢体出现逐渐加重的乏力和肌肉不适。

（3）肱动脉搏动减弱：一侧或双侧肱动脉搏动减弱。

（4）血压差 >10mmHg：双侧上肢收缩压差 >10mmHg。

（5）锁骨下动脉或腹主动脉杂音：一侧或双侧锁骨下动脉或腹主动脉闻及杂音。

（6）血管造影异常：主动脉一级分支或上下肢近端的大动脉狭窄或闭塞，病变常为局灶或节段性，且不是由动脉硬化、纤维肌发育不良或类似原因引起。

3. TA 活动期判断标准　临床上尚无判断 TA 活动期的公认指标，多采用美国国立卫生研究院提出的标准。具备2项或以上初发或加重症状即可判断为病变有活动性。

（1）部分患者发病时可有全身症状，如发热、肌痛。

（2）ESR 升高。

（3）受累血管有缺血与炎症表现，如患肢间歇性活动疲劳、动脉搏动减弱或消失、血管杂音、血管痛、上肢或下肢血压不对称。

（4）造影可见典型的血管损害。

2.1.5　鉴别诊断

1. 先天性主动脉缩窄　多见于男性，血管杂音位置较高，限于心前区及背部，全身无炎症活动表现，胸主动脉造影见特定部位狭窄（婴儿在主动脉峡部，成人位于动脉导管相接处）。

2. 动脉粥样硬化　常在50岁后发病，伴动脉硬化的其他临床表现，血管造影有助于鉴别。

3. 肾动脉肌纤维发育不良　多见于女性，肾动脉造影显示其远端 2/3 及分支处狭窄，呈串珠样改变，无 TA 的表现，病理检查显示血管壁中层发育不良。

4. TAO（Buerger 病） 好发于有吸烟史的年轻男性，为周围慢性血管闭塞性炎症。主要累及四肢中小动脉和静脉，下肢较常见。表现为肢体缺血、剧痛、间歇性跛行，足背动脉搏动减弱或消失。游走性浅表静脉炎，重症可有肢端溃疡或坏死等，与 TA 鉴别一般并不困难。

5. 白塞综合征 可出现主动脉瓣及其他大血管的病变，但白塞综合征常有口腔溃疡、外阴溃疡、葡萄膜炎、结节红斑等表现，针刺反应可呈阳性（王钱，黄慈波，2011）。

6. PAN 主要累及内脏中小动脉，与 TA 表现不同。

2.2 血栓闭塞性脉管炎

血栓闭塞性脉管炎（thromboangiitis obliterans，TAO）也称为 Buerger 病，是一种以中小动静脉节段性、非化脓性炎症和动脉腔内血栓形成为特征的慢性闭塞性疾病。主要侵袭四肢，尤其是下肢的中小动静脉，引起患肢远侧缺血性改变。病理变化主要是病变血管的血栓形成和机化，不同于动脉硬化。本病好发于青壮年男性，绝大多数有吸烟史，患肢常伴有游走性血栓性浅静脉炎和雷诺病（王玉琦和叶建荣，2003）。

2.2.1 临床表现

患肢呈现一时性或持续性苍白、发绀、有灼热及刺痛，患肢下垂时皮色变红，上举时变白，继之足趾麻木，小腿肌肉疼痛，行走时激发，休息时消失；小腿部常发生浅表性静脉炎和水肿。检查时发现足背动脉搏动减弱或消失。随着病情发展可出现间歇性跛行及雷诺现象、夜间疼痛加剧，足趾疼痛剧烈，皮肤发绀，进而趾端溃疡或坏疽而发黑，逐渐向近心端蔓延。

临床分期（Olin，2000）：

一期（局部缺血期）：为病变的初期，主要表现为患肢苍白、麻木、发凉、畏寒、酸胀、易疲劳、沉重和轻度间歇性跛行。间歇性跛行为本期典型征象，当患者行走 500~1 000m 路程后，小腿或足部肌肉出现胀痛或抽痛，被迫止步，休息后，疼痛缓解；随着病情的发展，行走距离逐渐缩短，是因行走后肌肉需氧量增加所致。检查患肢，皮温降低、皮色较苍白、足背动脉和 / 或胫后动脉搏动减弱。常有游走性血栓性静脉炎。

二期（营养障碍期）：为病情进展期，疼痛转为持续性静息痛，夜间更为明显，患肢皮温明显降低、皮色更加苍白，或出现紫斑、潮红，皮肤干燥，汗毛脱落；趾 / 指甲增厚变形，小腿肌肉萎缩，足背动脉、胫后动脉搏动消失，腘动脉、股动脉搏动亦可减弱。

三期（坏疽期）：属病情晚期，患肢趾/指端组织发黑、干瘪，产生干性坏疽，坏死组织脱落后，形成经久不愈的溃疡。若继发感染，则呈湿性坏疽，可出现发热、畏寒、烦躁等全身中毒症状。患者日夜屈膝抱足而坐，整夜不眠。

2.2.2　肢体抬高试验（Buerger 试验）

患者平卧，将患肢抬高 45°，3min 后观察足部皮肤色泽变化；然后让患者坐起，下肢垂于床旁，观察肤色变化。若抬高后足趾和足底皮肤呈苍白或蜡黄色、下垂后足部皮肤为潮红或出现斑块状发绀时，为阳性结果。

2.2.3　辅助检查

1. ESR 和 CRP 无特异性，活动期可增高，用于判断疾病活动与否。

2. 常用的影像学检查

（1）彩色多普勒超声血管测定和血流测定直接探查受累动脉，可以显示病变动脉的形态、血管的直径和血液的流速等。

（2）动脉造影可清楚显示动脉病变的部位、程度和范围，以及侧支循环情况。但动脉造影可致血管痉挛，加重肢体缺血及损伤血管等不良后果，不宜常规应用，一般在做血管重建性手术前才考虑。

（3）CT 血管造影亦可显示病变的部位、程度和范围，以及侧支循环情况，多用于诊断和术前评估。

2.2.4　临床诊断

TAO 有明显的临床症状和体征，诊断一般不困难，诊断要点是（Adams et al, 2018）：①大多数患者是青壮年（20~40 岁）男性，尤其是有长期、大量吸烟的嗜好；②肢体足背和/或胫后动脉搏动减弱或消失；③肢体有游走性血栓性浅静脉炎的病史或临床表现；④初发时多为单侧下肢，以后累及其他肢体；⑤一般无高血压、高血脂、动脉硬化或糖尿病等病史。当上述 5 条都满足时诊断才成立。

2.2.5　鉴别诊断

1. 下肢动脉硬化闭塞症　患者年龄较大，多在 50 岁以上，不一定有吸烟嗜好；常伴有高血压、高血脂，冠心病、动脉硬化或糖尿病；病变动脉常为大、中型动脉，如腹主动脉分叉处、髂动脉、股动脉或腘动脉，很少侵犯上肢动脉；X 线片可显示动脉有不规则的钙化影；无游走性血栓性浅静脉炎的表现。

2. TA 多见于青年女性；病变常累及多处大动脉；活动期常有低烧、ESR增快；造影显示主动脉主要分支开口狭窄或阻塞，无游走性血栓性浅静脉炎表现。

3. 雷诺综合征 为血管神经功能紊乱引起的肢端小动脉发作性痉挛，其临床主要表现，为当受冷或情绪激动后，手指/足趾皮色突然变为苍白，继而发紫，逐渐转为潮红，然后恢复正常。少数血栓闭塞性脉管炎患者，早期也可出现雷诺综合征的上述表现，因而必须与其相鉴别。雷诺综合征的特点为：大多为青年女性；发病部位多为手指，且常为对称性发病；患肢动脉搏动正常，即便病程较长，指/趾端也很少发生坏疽。

4. 结节性动脉周围炎 本病主要侵犯中、小动脉，肢体可出现类似血栓闭塞性脉管炎的缺血症状，其特点为：病变广泛，常累及肝肾、胃肠道等动脉，皮下有沿动脉行径排列的结节、紫斑、缺血或坏死，常有发热、乏力、ESR增快及高球蛋白血症等，确诊常需行活组织检查。

2.3 白塞综合征

白塞综合征（Behcet syndrome）是一种全身性慢性炎性血管疾病，临床表现为复发性口腔溃疡、生殖器溃疡、眼炎及皮肤损害，可累及血管、神经系统、消化道、关节等，大多数患者预后良好，眼、中枢神经及大血管受累者预后不佳。本病在东亚、中东和地中海地区发病率较高，我国发病率无确切资料，任何年龄均可患病，好发年龄为16~40岁。我国以女性居多，男性患者血管、神经系统及眼受累较女性多且病情重（王钱和黄慈波，2011）。

2.3.1 临床表现

血管炎：本病的基本病变为血管炎，全身血管均可累及。10%~20%患者合并大中血管炎，是致死致残的主要原因。受累动脉的动脉壁弹力纤维破坏及动脉管壁内膜纤维增生，造成动脉狭窄、扩张或产生动脉瘤，临床表现为头晕、头痛、晕厥、无脉等，主动脉弓及其分支上的动脉瘤有破裂风险。静脉系统受累较动脉系统多见，患者表现为表浅的迁移性血栓性静脉炎及静脉血栓形成，造成狭窄与闭塞；下腔静脉及下肢静脉受累较多，可出现BCS、腹腔积液、下肢水肿。

口腔溃疡：几乎所有患者均有复发性、疼痛性口腔溃疡，多数患者以此为首发症状，溃疡可以发生在口腔的任何部位。复发性口腔溃疡是诊断本病的必备症状。

生殖器溃疡：约3/4患者出现生殖器溃疡，病变与口腔溃疡基本相似。

眼部病变：双眼均可累及，表现为视物模糊、视力减退、眼球充血、眼球痛、畏光流泪、异物感、飞蚊症和头痛等。通常表现为慢性、复发性、进行性病程。

皮肤病变：皮损发生率高，可达 80%~98%，表现为结节性红斑、疱疹、丘疹、痤疮样皮疹，多形红斑、环形红斑、脓皮病等。有诊断价值的皮肤体征是结节红斑样皮损和对微小创伤后的炎症反应。

其他：可有神经系统、消化系统、呼吸系统、生殖系统损害。

2.3.2 辅助检查

无特异性实验室指标，活动期 ESR 增快、CRP 增高。

1. 针刺反应试验　用 20 号无菌针头在前臂屈面中部斜行刺入约 0.5cm 沿纵向稍做捻转后退出，24~48h 后局部出现直径 >2mm 的毛囊炎样小红点或脓疱疹样改变为阳性。此试验特异性较高且与疾病活动性相关，阳性率为 60%~78%。静脉穿刺或皮肤创伤后出现的类似皮损具有同等价值。

2. 其他检查　神经白塞综合征常伴有脑脊液压力增高、白细胞计数升高的表现。CT 或 MRI 对脑、脑干、脊髓病变的检出有一定帮助。胃肠钡剂造影及内镜对消化道的损伤病变的观察。超声、血管造影有助于对血管病变的观察。胸部 X 线片及 CT 有助于对呼吸系统病变的观察。

2.3.3 临床诊断

本病目前多采用国际白塞综合征研究组于 1989 年制定的诊断标准。①反复口腔溃疡：1 年内反复发作 3 次。由医师观察到或患者主诉有阿弗他溃疡。②反复外阴溃疡：由医师观察到或患者主诉外阴部有阿弗他溃疡或瘢痕。③眼病变：前和/或后葡萄膜炎，裂隙灯检查时玻璃体内有细胞出现，或由眼科医师观察到视网膜血管炎。④皮肤病变：由医师观察到或患者主诉的结节性红斑、假性毛囊炎或丘疹性脓疱，或未服用糖皮质激素的非青春期患者出现痤疮样结节。⑤针刺试验阳性：试验后 24~48h 由医师观察结果。有反复口腔溃疡加其他 2 项及以上者，可诊断为本病，但需除外其他疾病。

2.3.4 鉴别诊断

1. 系统性红斑狼疮　可有眼部病变、口腔溃疡及神经、心血管系统病变，但其病情呈进行性加重，并不呈周期发作性，而且红斑狼疮细胞、抗核抗体阳性，这些异常发现常不见于白塞综合征。

2. 韦格纳肉芽肿　虽有眼部病变及多系统损伤，但其病情呈进行性恶化,肺部 X 线检查可见有变化多端的浸润影,有时可有空洞形成,组织病理特征为肉芽肿性血管炎。而且肾功能损害严重,无会阴部溃疡,针刺试验阴性。

3. 结核性关节炎 有时伴有结节性红斑,但无眼部损害及会阴部溃疡,一般也无心血管及神经系统损害,抗结核治疗有效。虽然结核菌感染可引起白塞综合征,对抗结核治疗有效,但结核分枝杆菌引起的白塞综合征不仅有结节性红斑和关节炎,而且还有血管系统、神经系统及黏膜改变。

4. 多发性 TA 当白塞综合征以血管病变为主要临床表现时,应与多发性 TA 相区别。后者主要表现为上肢或下肢无脉征,无口腔、阴部溃疡,组织病理改变为 GCA,无静脉改变,针刺反应阴性,很少有皮损。

5. 克罗恩病 肠道白塞综合征与克罗恩病有相似的临床表现,但仍应作为两种不同的疾病对待。不完全型肠道白塞综合征与克罗恩病均伴有口腔、会阴溃疡者,临床上不易鉴别。此时通过组织病理及血管造影可将两者加以区分开来。

2.4　巨细胞动脉炎

巨细胞动脉炎(GCA)是一种原因不明的系统性血管炎,主要累及主动脉弓起始部的动脉分支(如椎动脉、颈内动脉、颈外动脉、锁骨下动脉),亦可累及主动脉的远端动脉及中小动脉(如颞动脉、颅内动脉、眼动脉等),属于 TA 范畴(Hunder et al,1990)。由于早年发现的病例表现为间歇性下颌运动障碍,因而 GCA 又称为颞动脉炎。GCA 的炎症以血管中膜弹力层与内膜连接处最为明显,有大量单核细胞浸润,可见多核巨细胞,伴肉芽肿形成,又有人称其为肉芽肿性动脉炎。由于内膜增生血管壁增厚、管腔变窄和阻塞,造成组织缺血,血管病变常呈节段性、多灶性或广泛性损害。巨细胞性动脉炎的患者中 40%~60% 同时患有 PMR,并有 20%~40% 的患者以 PMR 为首发症状。GCA 几乎都发生于 50 岁以上的人群,发病年龄在 50~90 岁,发病率随着年龄的增长而增加,<50 岁者极少见。女性患病率多高于男性,女:男为 2:1。有显著的地域分布,亚洲人和黑色人种少见,我国较少见。

2.4.1　临床表现

全身症状:GCA 发病可急可缓,绝大多数起病较为隐匿,患者可能同时有多种临床表现,10%~15% 的患者可无临床表现,在数周内病情逐步进展。一些患者可明确告知发病的日期,但多数患者在症状出现后数周或数月才被诊断。前驱症状有乏力、食欲缺乏、体质量减轻及低热(42%)等。发热无规律,多数为中等程度发热(约38℃),偶可高达40℃左右(Gonzalez-Gay et al, 2010)。

(1)器官受累症状:因受累血管的不同而表现出复杂多样的临床症状和体征,病情轻重不一。

(2)头部:颞动脉、颅动脉受累可出现头部症状,以头痛最为常见,约半数患者为首发症状。头痛表现为新近发生、偏侧或双侧或枕后部剧烈疼痛,呈刀割样、烧灼样或持续性胀痛,并有头皮触压痛或可触及的痛性结节,头皮结节沿颞动脉走行分布,有诊断价值。头痛可呈持续性也可呈间歇性发作,头痛剧烈程度与血管炎严重程度不一定一致。典型的颞动脉受累表现为动脉屈曲、暴张、搏动增强,也可因血管闭塞致搏动消失(Shadi et al, 2018)。

(3)眼部:常表现为黑矇、视物不清、眼睑下垂、复视、部分失明或全盲等。可为一过性,亦可为永久性。眼动脉或后睫动脉受累引起缺血性视神经炎是失明的最常见原因,中央视网膜动脉阻塞、动脉炎所致的枕部皮质梗死也可引起失明。视觉障碍初始可为间歇性,以后变为持续性,可为单侧或双侧,单侧失明未积极治疗,对侧可在1~2周内被累及。眼底检查早期为缺血性视神经炎,后期可见视神经萎缩。眼肌麻痹亦较常见,眼睑下垂、上视困难、复视、瞳孔不等大、霍纳(Horner)征等,可能由脑神经或眼肌病变引起。

(4)间歇性运动障碍:约2/3患者因面动脉炎、局部血供不良,引起下颌肌痉挛,出现间歇性咀嚼不适、咀嚼疼痛、咀嚼停顿和下颌偏斜等。有时因舌肌运动障碍出现吞咽困难、味觉迟钝、吐字不清等。间歇性运动障碍也可累及四肢,表现为间歇性跛行、上肢活动不良。

(5)神经系统表现:约30%的患者出现多种神经系统症状,如颈动脉或椎动脉病变出现脑梗死或短暂性脑缺血发作,是GCA主要死因之一。由于神经血管病变导致的继发性神经病变表现也多种多样,如单神经炎、周围多神经炎、上下肢末梢神经炎等,偶尔也出现运动失调、谵妄、听力丧失等。

(6)心血管系统表现:躯干大血管受累占10%~15%,可累及锁骨下动脉、腋动脉、肱动脉、冠状动脉、胸主动脉、腹主动脉、股动脉等。动脉受累可出现血管杂音、动脉搏动减弱或消失、无脉征、假性动脉瘤、上下肢间歇性跛行等。冠状动脉受累可致心肌梗死、心力衰竭、心肌炎等。

(7)呼吸系统表现:GCA较少累及呼吸系统(10%),可表现为持续性干咳、咽痛、声嘶等,可能是受累组织缺血或应激所致。

(8)其他:精神症状表现为抑郁或意识模糊;也可表现为甲状腺及肝功能异常。对称性关节滑膜炎很少见。

2.4.2 辅助检查

1. 实验室检查

（1）全血细胞计数：正细胞正色素型贫血，有时贫血较重；白细胞计数增高或正常；血小板计数可增多。

（2）ESR：为非特异性指标，活动期 ESR 增快，常高达 100mm/h，约 1% 的患者 ESR 正常。

（3）CRP：97.5% 的 GCA 患者有 CRP 增高。

（4）肝功能：常可出现肝功能异常，血中碱性磷酸酶中度升高最为常见，其次是血中转氨酶测定值和白蛋白含量下降。在接受治疗后，所有指标均可恢复正常。肝脏影像学检查可能正常，或显示轻度肝脏增大、斑片状摄取缺损或局灶性摄取缺损，这种改变可能持续 1 年以上。

（5）肾功能：10% 患者可出现尿常规和肾功能异常。一旦出现这些异常，最常见的表现是镜下血尿和轻微蛋白尿，但肾功能也可正常。

（6）肌酶、肌电图、肌肉活检正常。

2. 颞动脉活检　颞动脉活检是诊断 GCA 的金标准，特异性达 100%，对所有怀疑 GCA 的患者，都要进行活检。选择有触痛或有结节的部位，在局部麻醉下切取长度为 2~3cm 的颞动脉，做连续病理切片。此法安全、方便、可行，但由于 GCA 病变呈跳跃式分布，后期受糖皮质激素治疗的影响，活检的阳性率仅为 40%~80%，因此活检阴性并不能排除 GCA 的诊断。

3. 影像学检查　可采用彩色多普勒超声、核素扫描、CTA 或动脉造影等检查。

2.4.3 诊断标准

GCA 极易误诊或漏诊，对不明原因的老年人发热和 ESR 明显增快者，尤其伴有头皮触痛、颞动脉触痛及搏动减弱时，应考虑本病的可能。GCA 的诊断有赖于颞动脉活检。目前采用 1990 年美国风湿病学会 GCA 分类标准作为诊断标准。①发病年龄≥50 岁。②新近出现的头痛：新近出现或出现新类型的局限性头痛。③颞动脉病变：颞动脉压痛或触痛、搏动减弱，应除外颈动脉硬化所致。④ESR 增快：魏氏法测定 ESR ≥50mm/h。⑤活检异常：活检标本示血管炎，其特点为单核细胞为主的炎性浸润或肉芽肿性炎症，常有多核巨细胞。符合上述 5 个标准中的至少 3 个，就可以诊断为 GCA。此标准的诊断敏感性为 93.5%，特异性为 91.2%。

2.4.4 鉴别诊断

1. 风湿性多肌痛 GCA　早期可能出现 PMR 表现,在此情况时,应特别注意寻找 GCA 的证据,以作出正确的诊断。

2. TA　年轻女性多见,颞动脉活检阴性。

3. 韦格纳(Wegener)肉芽肿　是一种坏死性肉芽肿性血管炎,属自身免疫性疾病。病变累及小动脉、静脉及毛细血管,偶尔累及大动脉,其病理以血管壁的炎症为特征,主要侵犯上、下呼吸道和肾脏,通常以鼻黏膜和肺组织的局灶性肉芽肿性炎症为开始,继而进展为血管的弥漫性坏死性肉芽肿性炎症。

4. 结节性多动脉炎　多于 40~60 岁发病,男女发病比例约(2~3):1,可累及身体的大多数器官,尤其是中大血管,是由中等大小动脉或小动脉出现炎性渗出及增生形成节段性结节的坏死性血管炎。此病好发于血管分叉处,导致微动脉瘤形成、血栓形成、动脉瘤破裂出血及器官梗死,以皮肤、关节、外周神经受累最常见。

2.5 结节性多动脉炎

结节性多动脉炎是以中小肌性动脉的节段性炎症与坏死为特征,是一种非肉芽肿性血管炎。参照 1993 年美国北卡罗来纳州 Chapel Hill 系统性血管炎统一命名研讨会,结节性多动脉炎的严格定义应包括三个方面:①中等大小肌性动脉受累,结节性多动脉炎不累及微小动脉、毛细血管或静脉系统。换言之,结节性多动脉炎不应伴肾小球肾炎、肺毛细血管炎、深静脉血栓形成等表现。②结节性多动脉炎为非肉芽肿性的坏死性血管炎,借此从病理上区别于以肉芽肿性血管炎为表现的韦格纳肉芽肿、Churg-Strauss 综合征、巨细胞性动脉炎等其他系统性血管炎。③ANCA 通常阴性。结节性多动脉炎是一种罕见的疾病,可累及所有年龄的男性和女性,男女发病比例约(2~3):1,本病发病年龄主要为 40~60 岁,可累及全身各组织器官的血管,但肺和脾脏的血流很少受累,临床表现复杂。

2.5.1 临床表现

神经系统表现:①周围神经损害常见,多神经炎占 70%,可为首发表现。运动神经和感觉神经常受累,可为非对称性,四肢均可受累而以下肢更多见,常累及坐骨神经及其腓神经、胫神经分支,也可累及尺神经、桡神经和正中神经。可表现为突然发生的运动障碍,可同时伴有麻木、疼痛、感觉减退等。少数可出现对称的感觉神经病变。治疗后,多神经炎可以逐渐恢复,感觉障碍的后遗症比运动障碍多见。不足 2% 的患者出现脑神经损害。②中枢神经损害相对少见,主要是脑梗死或出血,也可表现头痛、眩晕、癫痫发作或精神症状。

肾脏表现:尸体解剖资料显示,肾脏是结节性多动脉炎常侵犯的脏器(Nicoara and Twomeley, 2019)。结节性多动脉炎的肾损害包括两个方面:①肾小球肾炎,表现为蛋白尿、血尿、管型尿,部分可表现为肾病综合征,甚至急进性肾炎综合征,肾衰竭、尿毒症是本病的主要死亡原因之一,病理多显示节段性增殖性肾炎。②肾血管性肾病,是结节性多动脉炎的常见表现。由于肾脏血管弥漫性或局部的狭窄、缺血,可引起肾功能损害和恶性高血压。不论是疾病的急性期还是后期,均可出现肾衰竭。多数结节性多动脉炎的肾血管性病变引起的肾功能损害,预后较差,需要靠透析治疗。但急性期经积极治疗,可使部分患者肾功能逆转,免除透析。肾血管造影常显示多发性微小血管瘤或梗死。

皮肤表现:25%~60% 的结节性多动脉炎累及皮肤。各种皮肤损害,包括血管性紫癜、网状青斑、红斑、皮下结节、指 / 趾端缺血坏死等。10% 的结节性多动脉炎仅累及皮肤,称为皮肤型结节性多动脉炎。皮肤型结节性多动脉炎可伴有肌肉疼痛、关节疼痛、周围神经病变,但较少累及内脏,预后较好。

关节、肌肉表现:近半数患者出现关节炎或关节痛,常为早期表现,且多呈一过性和非对称性关节炎,下肢大关节炎较多见。肌肉疼痛和僵硬常见,部分患者可有肌肉触痛,少数患者出现间歇性跛行,与骨骼肌动脉受累有关。

消化系统表现:①肠系膜血管炎,轻者表现为腹泻,主要是脂肪泻、消瘦;重者可出现腹部绞痛、便血、肠梗阻、腹膜炎,甚至节段性肠坏死,最常累及空肠。顽固性腹痛伴体质量下降是肠壁缺血的表现,严重者可出现消化道出血或肠穿孔。②胰腺的血管炎,轻者表现为营养吸收障碍,重者出现急性出血性坏死性胰腺炎样表现。③肝脏受累,出现黄疸、转氨酶增高,肝区疼痛者提示肝梗死,若大面积肝动脉栓塞,可引起肝衰竭而死亡。10% 的结节性多动脉炎与肝炎病毒感染有关。

心脏表现:40% 的结节性多动脉炎患者出现心脏损害。冠状动脉损害引起心肌缺血、心绞痛、心肌梗死、心律失常等,高血压会加重心脏损害。

其他:胸膜炎、睾丸及附睾炎、眼底病变、结膜出血等。

2.5.2 辅助检查

（1）实验室检查：①中性粒细胞胞浆抗体：大多数患者中性粒细胞胞浆抗体阴性。②其他非特异的实验室检查：白细胞增高，中性粒细胞增高；肾脏损害时尿常规示轻度蛋白尿、血尿、管型尿，血肌酐可增高；部分患者抗链球菌溶血素"O"阳性；7%~36%的患者HBsAg阳性；活动期ESR增高，CRP增高，血清α_2或γ球蛋白增高，补体下降；少数出现抗核抗体或类风湿因子弱阳性。

（2）中小动脉活检，主要选择受累器官做活检。

（3）血管造影、眼底检查等。

2.5.3 诊断标准

美国风湿病学会1990年的结节性多动脉炎诊断标准：①体质量下降4kg以上；②网状青斑；③睾丸疼痛或触痛；④肌肉疼痛、无力或下肢触痛；⑤单神经病变或多神经病变；⑥高血压，舒张压超过12kPa（90mmHg）；⑦血肌酐或尿素氮增高；⑧乙型肝炎；⑨血管造影异常；⑩中、小动脉活检可见粒细胞浸润。上述10项中符合3项及以上者，可诊断为结节性多动脉炎。但该诊断标准的特异性和敏感性仅为86.6%和82.2%，可见该病容易误诊、漏诊。

2.5.4 鉴别诊断

1. TA 两者均常引起肾血管性高血压，但血管造影显示TA主要累及主动脉及其分支，病理显示其为肉芽肿性病变，很少表现为多发性神经炎。

2. 显微镜下多血管炎 肾小球病变及程度是鉴别两者的关键。

3. 韦格纳肉芽肿 主要累及小血管，肉芽肿性病变为主，以呼吸道和肾脏损害为主。

4. 系统性红斑狼疮 有时狼疮性血管炎的表现酷似结节性多动脉炎，但系统性红斑狼疮有其较特异性的血清学改变和皮肤狼疮带试验结果，诊断多不困难。

5. 感染结节性多动脉炎 应首先排除感染，有作者研究138例活检证实的皮肤血管炎，最终4例（3%）证明为全身性细菌感染，其中3例为感染性心内膜炎，1例为脑膜炎球菌菌血症。

6. 肿瘤 淋巴造血系统肿瘤可以有血管炎样表现，特别是毛细胞白血病可以类似结节性多动脉炎。实体肿瘤也可以表现为血管炎样的副肿瘤综合征。

2.6 显微镜下多血管炎

显微镜下多血管炎是一种主要累及小动脉、小静脉及毛细血管的系统性、坏死性小血管炎,可累及全身多个器官,肺部受累率高,主要表现为弥漫性肺泡出血和肺间质纤维化。显微镜下多血管炎主要影响小血管,如毛细血管、小静脉和小动脉,也可累及中动脉,病理特征为小血管节段性纤维素样坏死,缺少炎性肉芽肿,伴有少量或不伴有免疫沉积。发病年龄在 40~50 岁,各个年龄段均可受累。显微镜下多血管炎可先后或同时累及全身多个系统,以肾脏和肺部受累最为常见(Varma et al, 2019)。

2.6.1 临床表现

1. 全身症状 可有发热、乏力、厌食、关节痛和体质量减轻。

2. 皮肤表现 可出现各种皮疹,以紫癜及可触及充血性斑丘疹多见,还可有网状青斑、皮肤坏死、坏疽以及肢端缺血、坏死性结节、荨麻疹,血管炎相关的荨麻疹常持续 24h 以上。

3. 肾脏损害 肾脏是本病最常累及的脏器,80%~100% 的患者可有肾脏受累,多数患者表现为蛋白尿、血尿、管型尿、水肿和肾性高血压等,部分患者出现肾功能不全,恶化可致肾衰竭。极少数患者可无肾脏病变。

4. 肺部损害 一半的患者有肺部损害发生肺泡壁毛细血管炎,12%~29% 的患者有弥漫性间质出血。查体可见呼吸窘迫,肺部可闻及啰音。发生弥漫性肺间质改变和炎症细胞肺部浸润者,约 1/3 出现咳嗽、咯血、贫血,大量的肺出血致呼吸困难,甚至死亡。部分患者在弥漫性肺间质出血的基础上出现肺间质纤维化。

5. 神经系统 部分患者出现多发单神经炎或多神经病,还可有中枢神经系统受累,常表现为癫痫发作。

6. 消化系统 累及消化道者表现为腹痛(30%~58%)、消化道出血(21%~29%)、肠穿孔、胰腺炎等,这是由胃肠道小血管炎和血栓形成造成消化道缺血所致。

7. 心血管系统 可有心肌缺血和心力衰竭症状和体征。

8. 其他 鼻窦炎、关节炎、关节痛、睾丸炎、视网膜出血、巩膜炎等。

2.6.2 辅助检查

1. 实验室检查

(1)常规检查:ESR、CRP升高,部分患者有贫血、白细胞和血小板增多。累及肾脏可出现蛋白尿、镜下血尿和红细胞管型,血清肌酐和尿素氮水平增高。

（2）ANCA:约80%的显微镜下多血管炎患者ANCA阳性,是显微镜下多血管炎的重要诊断依据,也是监测疾病活动和预测复发的重要血清学指标,其滴度通常与血管炎的活动度有关（施嘉,2018）。

2. 肺通气功能检查　是评估显微镜下多血管炎肺受累程度的重要检查之一,大部分患者为限制性通气功能障碍,极少数表现为阻塞性通气功能障碍。

3. 影像学检查

（1）胸部X线片早期可发现无特征性肺部浸润影或小泡状浸润影、双侧不规则的结节片状阴影。肺部空洞少见,可见继发于肺泡毛细血管炎和肺出血的弥漫性肺实质浸润影。中晚期可出现肺间质纤维化。

（2）胸部CT表现为磨玻璃影最为常见,可能与慢性间质性炎症、肺泡出血及肺纤维化有关,其他有网状影、小叶间隔增厚、实变影、蜂窝肺、气道异常等。

4. 病理组织活检　病变累及肾脏、皮肤、肺和胃肠道,组织活检有助于诊断,病理特征为小血管的节段性纤维素样坏死,无坏死性肉芽肿性炎症。在小动脉、微动脉、毛细血管和静脉壁上,有多核白细胞和单核细胞的浸润,可有血栓形成。肾脏病理特征为肾小球毛细血管丛节段性纤维素样坏死、血栓形成和新月体形成,坏死节段内和周围偶见大量嗜中性粒细胞浸润。肺组织活检示肺毛细血管炎、纤维化,无或极少免疫复合物沉积。肌肉和腓肠神经活检可见小到中等动脉的坏死性血管炎。

2.6.3　临床诊断

显微镜下多血管炎诊断目前尚无统一标准,常常是结合临床表现、ANCA及活检病理等资料确诊。中华医学会风湿病学会2011年发布的显微镜下多血管炎诊疗指南提出以下情况有助于显微镜下多血管炎的诊断（2011b）:①中老年患者,以男性多见;②具有上述起病的前驱症状;③肾脏损害表现:蛋白尿、血尿和/和/或急性肾功能不全等;④伴有肺部或肺肾综合征的临床表现;⑤伴有胃肠道、心脏、眼、耳、关节等全身各器官受累表现;⑥ANCA阳性;⑦肾、肺活检有助于诊断。

2.6.4　鉴别诊断

1. 结节性多动脉炎　本病主要累及中型和/或小型动脉,无毛细血管、小静脉及微动脉累及,是一种坏死性血管炎,极少有肉芽肿;肾损害为肾血管炎、肾梗死和微动脉瘤，无急进性肾炎，无肺出血。周围神经疾患多见（50%~80%），20%~30% 有皮肤损害，表现为痛性红斑性皮下结节，沿动脉成群出现。ANCA 较少阳性（<20%），血管造影可见微血管瘤、血管狭窄，中小动脉壁活检有炎性细胞浸润。

2. 变应性肉芽肿性血管炎（Churg–Strass syndrome）　本病是累及小、中血管的系统性血管炎，有血管外肉芽肿形成及高嗜酸细胞血症，患者常表现为变应性鼻炎、鼻息肉及哮喘，可侵犯肺及肾脏，出现相应症状，可有 ANCA 阳性。

3. 肺出血 – 肾炎综合征（Goodpasture's syndrome）　以肺出血和急进性肾炎为特征，抗肾小球基底膜抗体阳性，肾脏病理可见基底膜有明显免疫复合物沉积。

4. 狼疮肾炎　具有典型系统性红斑狼疮表现，加上蛋白尿，肾组织活检见大量各种免疫复合物沉着，可与显微镜下多血管炎鉴别。

2.7　炎性血管疾病的流行病学

炎性血管疾病是一组病因不明且相对罕见的疾病，因此急需进行流行病学调查研究。在我国大多临床资料都是来自三级医院或医科大学附属医院的住院患者，而对这些住院患者诊断的疾病名称又十分混乱。此外，还可能存在资料或数据的偏差：三级医院中见到的患者并不能代表二级医院、一级医院、卫生所或社区内人群中的患者，尤其是从疾病严重程度或年龄段来看，前者更不能代表后者。而以人口为基数来进行评估的发病率和流行率资料极为少见。

迄今为止，对于炎性血管疾病的分类还无统一的标准。美国风湿病学会于 1990 年起草的炎性血管疾病的分类标准，诊断血管炎的敏感性为 71.0%~95.3%，特异性为 78.7%~99.7%。敏感和特异的标准是变应性肉芽肿性血管炎、GCA 和 TA；超敏性血管炎的标准则较差。因此，制定一个疾病分类标准十分重要。

炎性血管疾病的病因还不十分清楚，可能是由多种因素引起的，影响因素包括种族差异、基因、性别以及环境因素（紫外线、感染、药物、吸烟等）。值得指出的是，药物诱发的血管炎在临床上也相当常见（Jennette et al, 1994）。

GCA 和 PMR 是两种极为相关的炎性血管疾病，在某些患者中可并存。GCA 的特征是颈动脉活检可发现有巨细胞的存在。Scandinavian 的前瞻性研究报道表明，50 岁以上活检证实为 GCA 的年发病率为 150/100 万 ~350/100 万（Boesen, 1987），美国明尼苏达州也报道了相似的发病率（Machado, 1988）。

极少有 50 岁以下的患者发生此病。大多数病例报道了女性患者偏多,女:男为 2:1。然而,也偶有男性患者多于女性的报道(女:男为 1:1.4)。我国的发病人群可能有不同的特点,但相关报道较少。有报道,中国人中 GCA 发病年龄相对较小,男性多见。

TA 是一种非特异性慢性炎症,首先描述这种疾病的是日本眼科医师 Takayasu。1962 年我国学者刘力生等(1962)首先在国际上提出"缩窄性大动脉炎"这一概念,后发现受累动脉除了狭窄外,少数也可呈扩张性或动脉瘤样改变,统称为 TA。TA 于 30 岁以前发病者约占 90%,40 岁以后很少发病,多见于育龄女性,男女比例约为 1:4,提示性激素在 TA 发病中可能发挥着重要作用。

TA 发病主要分布于我国及东南亚地区,是一种全球性疾病,在世界范围都有报道。但一般研究认为在亚洲常见。在大多数资料中,有亚洲血统的患者占绝大多数。发病的年龄高峰是 30 岁,且常见于女性。在日本估计发病率为 1.25 亿人群中每年有 150 例新发病例。结果估测每年发病率为 1/100 万 ~ 2/100 万。瑞典白种人的年发病率约为 0.8/100 万。西班牙的研究也未能发现这种病例,从而证实了本病在欧洲相对罕见。

自从 20 世纪 90 年代早期开始,在英国诺福克,韦格纳肉芽肿、显微镜下多血管炎以及变应性肉芽肿性血管炎的整体发病率呈现轻微上升趋势,年发病率为 19.8/100 万(Chait et al, 2019)。患者中的男性比女性稍多。学者们也注意到了本病发病率的周期性波动,且每 3~4 年便可出现一次发病高峰。但 ANCA 相关性血管炎的这种周期性特征还未能得到证实。显微镜下多血管炎平均发病年龄为 50~60 岁,各个年龄阶段均可受累,男女比例为 1.8:1,国外发病率为 2.7/100 万 ~94/100 万,欧洲地区发病率较高,亚洲及其他地区的发病率尚不清楚。

炎性血管疾病流行病学的研究进展缓慢,目前可利用的研究数据仍较少。直至现在,这方面还处于资料的积累阶段。分类标准的完善可使来自世界不同地区的数据进行分析比较,从而能够观察到血管炎发病率的地域以及时间变化。但当前所见到的资料基本上来自欧美国家。可以肯定的是,现在的炎性血管疾病发病率比 20 世纪时推测的更高。流行病学研究显然能为更深刻了解本病带来重要的线索。

(张波　李尤　田红燕)

参考文献

刘力生,黄宛,1963.缩窄性大动脉炎.中华内科杂志(4):293-300.

施嘉,杜晓刚,2018. ANCA 相关性血管炎患者的临床特征及预后研究. 中国中西医结合学会肾脏疾病专业委员会 2018 年学术年会论文摘要汇编.

王钱,黄慈波,2011. 白塞综合征的临床特点、诊断和治疗. 临床药物治疗杂志,9(3):38-41.

王玉琦,叶建荣,2003. 血栓闭塞性脉管炎. 血管外科治疗学. 上海:上海科学技术出版社:126-155.

中华医学会风湿病学分会,2011a. 大动脉炎诊断及治疗指南. 中华风湿病学杂志,15(2):119-120.

中华医学会风湿病学分会,2011b. 显微镜下多血管炎诊断及治疗指南. 中华风湿病学杂志,15(4):259-261.

中华医学会风湿病学分会,2003. 白塞综合征诊治指南(草案). 中华风湿病学杂志,7(12):762-764.

ADAMS T N, ZHANG D, BATRA K, et al, 2018. Pulmonary manifestations of large, medium, and variable vessel vasculitis. Respir Med, 145: 182-191.

AREND W P, MICHEL B A, BLOCH D A, et al, 1990. The American College of Rheumatology 1990 criteria for the classification of Takayasu arteritis. Arthritis Rheum, 33(8): 1129-1134.

BOESEN P, SORENSEN S F, 1987. Giant cell arteritis, temporal arteritis, and polymyalgia rheumatica in a Danish county: a prospective investigation, 1982-1985. Arthritis Rheum, 30(3): 294-299.

CHAIT J, PAVALONIS A, RAJAEE S, et al, 2019. Celiac artery vasculitis. Ann Vasc Surg, 56: 354e17-354e19.

GONZALEZ-GAY M A, MARTINEZ-DUBOIS C, AGUDO M, et al, 2010. Giant cellarteritis: epidemiology, diagnosis, and management. Curr Rheumatol, 12(6): 436-442.

HUNDER G G, BLOCH D A, MICHEL B A, et al, 1990. The American College of Rheumatology 1990 criteria for the classification of giant cell arteritis. Arthritis Rheum. 33(8): 1122-1128.

JAVINANI A, POURNAZARI M, JAMSHIDI A R, et al, 2019. Nailfold videocapillaroscopy changes in Takayasu arteritis and their association with disease activity and subclavian artery involvement. Micro Res, 122: 1-5.

JENNETTE J C, FALK R J, ANDRASSY K, et al, 1994. Nomenclature of systemic vasculitides. Proposal of an international consensus conference. Arthritis Rheum, 37(2): 187-192.

KERR G S, HALLAHAN C W, GIORDANO J, et al, 1994. Takayasu arteritis. Ann Intern Med, 120(11): 919-929.

MACHADO E B V, MICHET C J, BALLARD D J, et al, 1988. Trends in incidence and clinical presentation of temporal arteritis in Olmsted County, Minnesota, 1950-1985. Arthritis Rheum, 31: 745-749.

NICOARA O, TWOMBLEY K, 2019. Immunoglobulin a nephropathy and immunoglobulin a vasculitis. Pediatr Clin North Am, 66(1): 101-110.

OLIN J W, 2000. Thromboangiitis obliterans(Buerger's disease). N Engl J Med, 343(12): 864-869.

SÉBASTIEN M, ANNONCIADE F B, SYLVIE F, et al, 2019. Immunofluorescence directeendermatologie: principales indications. Revue Francophone des Laboratoires, 2019 (508): 48-55.

SHADI A A, GÖKCE H M, YAZEED A K, et al, 2018. The role of neurosurgery in the treatment of intracranial tumor-like inflammatory lesions. World Neurosurg, 124: e81-e95.

VARMA R, SZILAGYI S, HARSHAN M, 2019. Breast involvement in mixed connective tissue disease. Radiol Case Rep, 14 (4): 430-435.

3 炎性血管疾病的实验室检查

炎性血管疾病的实验室检查主要包括常规检查,如全血细胞分析(血常规)、尿液分析(尿常规、尿沉渣及 24h 尿蛋白定量)、便常规及潜血、血生化(肝功能、肾功能、血糖、血脂及电解质)、血清炎症指标,以及自身抗体检测。

3.1 常规实验室检查

1. 全血细胞分析(血常规) 血白细胞总数增高及中性粒细胞分类增高提示炎症反应,除了合并细菌感染外,也可见于血管炎病情活动。慢性病性贫血(血红蛋白减低)和血小板增多也提示中重度炎症。嗜酸性粒细胞增多可见于嗜酸性肉芽肿伴多血管炎等。白细胞总数减低需警惕免疫抑制剂引起的骨髓抑制。

2. 尿液分析 累及肾脏中小动脉及微小血管的血管炎可以出现镜下血尿、蛋白尿及管型尿。尿沉渣分析可以鉴别肾小球源性血尿。

3. 便常规及潜血 血管炎累及胃肠道时可出现血便或便血。

4. 血生化 肝肾功能异常可见于血管炎活动所致脏器损害,也可提示药物的副作用。血糖和血脂增高往往提示糖皮质激素治疗引起的不良反应。

3.2 急性期反应物和其他炎症指标

血清非特异性炎症指标包括急性期反应物(ESR、CRP、血清淀粉样物质 A)、促炎细胞因子(IL-6、TNF-α)等。

1. ESR 是最常用的炎症评价指标,其受血液的多种理化特性所影响,而其中一些与炎症无关。尽管 ESR 升高只能间接反映急性期蛋白浓度升高,大量文献资料证明 ESR 是简易而廉价的检查手段,可能反映机体总体健康状况。对于大多数炎症而言,ESR 敏感,但不能区分是感染性、免疫性,还是肿瘤性。

2. CRP CRP 是一种典型的急性期蛋白,其浓度反映了持续的炎症,在大多数而非所有疾病中优于其他炎症指标,因此,是临床常用的生物标志物。

大多数健康成人 CRP 浓度小于 0.3mg/dl，CRP 浓度轻度升高的意义仍存在争议。通常测定 CRP 的方法不够精确，测定浓度范围在 0.3~1.0mg/dl，因此高敏 CRP（hypersensitive C-reactive protein，hs-CRP）被用来精确测定 CRP 水平。一般认为，CRP 浓度高于 1mg/dl 即反映临床有明显的炎症疾病，CRP 浓度在 1~10mg/dl 为中度升高，高于 10mg/dl 为明显升高。大多数 CRP 浓度非常高（如大于 15mg/dl）往往有细菌感染。表 3-1 列举了与 CRP 浓度升高程度相关的一些疾病。

表 3-1　与 C 反应蛋白（CRP）水平升高相关的症状

CRP 水平	症状
正常或轻度升高（<1mg/dl）	剧烈运动、感冒、妊娠、牙龈炎、癫痫、抑郁、胰岛素抵抗和糖尿病、基因多态性、肥胖
中度升高（1~10mg/dl）	心肌梗死、恶性肿瘤、胰腺炎、黏膜感染（支气管炎、膀胱炎）、大部分结缔组织病、类风湿关节炎
显著升高（>10mg/dl）	急性细菌感染（80%~85%）、重大创伤、系统性血管炎

3. 血清淀粉样物质 A（serumamyloid A，SAA）　SAA 包括一个循环蛋白家族，由肝细胞、脂肪细胞、巨噬细胞和成纤维样滑膜细胞产生。肝脏合成的 SAA 是急性期 SAA 浓度增加的主要原因，炎症刺激后 2d 内 SAA 浓度增加 1 000 倍。SAA 在继发性淀粉样变中是淀粉样沉积物的纤维成分，与高密度脂蛋白密切相关。

研究表明，许多炎性疾病的疾病活动度与 SAA 相关，可能比与 ESR 和 CRP 的关联性更强。健康成人 SAA 的正常值低于 10mg/L，然而，目前可靠的检测急性期 SAA 浓度的方法尚未得到广泛推广，正常或疾病状态下 SAA 浓度的相关数据资料仍然有限。

4. IL-6　IL-6 虽然不是典型意义上的急性期蛋白，但其在急性期反应却是循环蛋白中最显著的。组织损伤时，IL-6 变化显著，其变化的速度和强度均高于 CRP 或 SAA。急性、慢性炎症均与 IL-6 升高有关。对于评估 GCA 疾病活动度，IL-6 比 ESR 更敏感。在肝细胞受损不能合成急性期蛋白情况下，IL-6 水平有助于监测炎症。

总之，血清炎症指标在炎性血管疾病中有重要意义，临床上以 ESR 和 CRP 测定最常用，其临床价值体现在以下 3 方面：①有助于评估炎症的范围或严重程度；②有助于长期监测疾病活动度；③有助于判断预后。

3.3 自身抗体检测

自身抗体检测有助于炎性血管病的鉴别诊断,包括类风湿关节炎的自身抗体(类风湿因子和抗环瓜氨酸化肽抗体)、抗核抗体谱(结缔组织病的鉴别诊断),以及 ANCA 等。

1. 类风湿因子(rheumatoid factor, RF)和抗环瓜氨酸化肽(cyclic citrullinated peptide, CCP)抗体 二者是诊断类风湿关节炎和判断预后的重要工具。类风湿因子是一种针对免疫球蛋白 IgG 分子 Fc 片段的自身抗体,IgM 型是最常见的类风湿因子类型。在类风湿关节炎(rheumatoid arthritis, RA)中的敏感性约为 70%,对 RA 没有特异性,在其他自身免疫性疾病、混合型冷球蛋白血症、慢性感染、结节病、恶性肿瘤患者及一小部分健康人群中都可以检测到。另外,较高滴度的类风湿因子常与更严重的病情有关。

与类风湿因子一样,抗 CCP 抗体对 RA 有很高的敏感性,但是有更高的诊断特异性。抗 CCP 抗体阳性与 RA 严重性及破坏性病程相关。

2. 结缔组织病的自身抗体抗核抗体(antinuclear antibody, ANA) 是一组针对细胞内抗原成分的异质性自身抗体,通常包括对核内成分特异的脱氧核苷酸或核内小核糖体蛋白。抗核抗体一直是结缔组织病诊断和提示预后的重要工具,也是风湿性疾病的常规筛查手段。抗核抗体相关疾病包括系统性红斑狼疮(阳性率 100%)、系统性硬化症(阳性率 97%)、多发性肌炎/皮肌炎(阳性率 40%~80%)、干燥综合征(阳性率 48%~96%)等(表 3-2)。

表 3-2 抗核抗体对于风湿性疾病的诊断特异性

类型	靶抗原(功能)	主要相关风湿性疾病
抗双链 DNA 抗体	双链 DNA	对 SLE 有高度特异性,常于病情活动和严重性有相关性
抗组蛋白抗体	(核小体结构)5 种主要类型	SLE,药物性狼疮,其他自身免疫性疾病
抗着丝点抗体	CENP-A、-B、-C	局限性硬皮病(CREST 综合征),肺动脉高压高发,原发性胆汁性胆管炎(PBC),干燥综合征
抗 Sm 抗体	Sm(Smith)	对 SLE 有高度特异性
抗 RNP 抗体	RNP	混合性结缔组织病
抗 SSA(Ro)抗体	核糖蛋白类	SLE,新生儿狼疮,干燥综合征

续表

类型	靶抗原（功能）	主要相关风湿性疾病
抗 SSB（La）抗体	核糖蛋白类	干燥综合征，SLE，新生儿狼疮
抗 Scl–70 抗体	DNA 拓扑异构酶 –1	弥漫型 SSc，肺间质病变高风险
抗 Jo–1 抗体	组氨酰 –tRNA 合成酶	PM，DM，临床上有肺间质病变、雷诺现象、关节炎和技工手
抗 rRNP 抗体	核糖体 RNP	SLE（尤其神经精神狼疮）

注：SLE，系统性红斑狼疮；SSc，系统性硬化症；PM，多发性肌炎；DM，皮肌炎。

3. ANCA　ANCA 是与中性粒细胞胞质颗粒反应形成的自身抗体。可用间接免疫荧光法检测到胞质型（C–ANCA）和核周型（P–ANCA）两种荧光核型。在系统性血管炎中，针对的靶抗原是 PR3 和 MPO，被命名为 RP3–ANCA 和 MPO–ANCA。ANCA 阳性主要见于原发性系统性小血管炎，包括显微镜下多血管炎（阳性率约 70%，MPO>PR3）、肉芽肿伴多血管炎（阳性率 80%~90%，PR3>MPO）、嗜酸性肉芽肿伴多血管炎（阳性率约 50%，MPO>PR3）。其他自身免疫性疾病，如系统性红斑狼疮、自身免疫性肝炎、炎症性肠病也可出现 ANCA 阳性，但靶抗原不是 PR3 或 MPO。

（吴庆军）

4　炎性血管疾病的治疗

与系统性血管炎的分类和命名区别之处在于,炎性血管疾病主要指大血管和/或中等血管受累的系统性血管炎,常见的疾病包括大动脉炎、巨细胞动脉炎、结节性多动脉炎和白塞综合征。虽然炎性血管疾病应用的药物种类的范围基本相同,但是在不同的疾病中,疗程和疗效有较大的区别。近年来,基于临床经验和队列研究,风湿免疫学者对疾病和药物治疗反应的认识逐渐深入,各种系统性血管炎的治疗建议或指南也随之更新(郑文洁和李璐,2018)。

4.1　大动脉炎的药物治疗

大动脉炎(TA)患者以育龄期妇女最多见,受累血管主要是主动脉及其一级分支,但也常见到肺动脉及冠状动脉受累的病例。虽然起病时表现各异,有的非常隐匿,有的以发热、乏力、体重下降等急性炎性表现为发病时的主要症状,经治疗后大部分患者可以达到疾病的临床缓解。但是 TA 是一种需要终身随访的疾病,几乎所有患者均会出现疾病的复发。糖皮质激素是 TA 药物治疗的基础用药,在治疗效果不佳或出现疾病复发时可以加用免疫抑制剂,但是目前缺乏免疫抑制剂治疗 TA 疗效的比较研究,疗效尚未得知。有一些临床研究的结果提示,甲氨蝶呤、硫唑嘌呤、环磷酰胺、霉酚酸酯、他克莫司和来氟米特对治疗 TA 有效(Bienvenu et al,2016)。

1. 糖皮质激素　在 TA 的疾病活动期推荐起始用量为泼尼松每日 1mg/kg(建议剂量不超过 60mg/d),1 个月后症状缓解、急性期反应物(包括 ESR 和 CRP)降至正常水平后开始减量,每周减 5mg,至每日 20mg。如果减量过程中出现疾病复发,在最后一个有效剂量的基础上加量 10mg 给药。若患者病情持续缓解,应继续规律减量激素至停用。

2. 甲氨蝶呤　当激素减量过程中出现疾病复发,或者在开始激素治疗时,为避免出现病情复发,可以考虑加用甲氨蝶呤。起始剂量推荐为每周 15mg,建议同时加用叶酸 5mg 每周 1 次、在甲氨蝶呤服药 48h 后服用,以及复方磺胺甲恶唑每周 3 次、每次 1 片,预防肺孢子虫病。为维持病情持续缓解,甲氨蝶呤最大可加量至每周 25mg（可分 2~3 次，各间隔 12h 服用）。常见的不良反应为黏膜损伤（包括口腔黏膜、消化道黏膜、泌尿道黏膜等）、胃肠道反应、骨髓抑制、肝功能异常等，在妊娠前需停用 3~6 个月。

3. 硫唑嘌呤　推荐的治疗剂量为每日 2mg/kg，在妊娠期可以谨慎应用，常见的不良反应为骨髓抑制，应用前建议筛查巯基嘌呤甲基转移酶（thiopurine S-methyltransferase, TPMT）基因，若出现 TPMT 基因突变，应避免使用硫唑嘌呤。在用药期间需监测血常规，推荐每月复查，出现白细胞减低及时停药。

4. 环磷酰胺　推荐的治疗剂量为每日 2mg/kg，一般剂量累计达 5~6g 开始起效，妊娠前需要停用 6 个月。由于 TA 患者多为育龄期妇女，而环磷酰胺累计使用达 25g 以上会造成卵巢功能不可逆损伤，引起闭经或提前绝经，建议短期内应用，注意计算累计剂量。

5. 霉酚酸酯　推荐的治疗剂量为每日 2g，妊娠期禁用。常见的不良反应为骨髓抑制和肝功能损伤，但是发生的概率较低，应用时注意预防感染。

6. 他克莫司　为钙调磷酸酶抑制剂，推荐的治疗剂量为每日 2~3mg，妊娠期可以谨慎应用，常见不良反应为高血压、肝肾功能损伤，极少见到骨髓抑制。

7. 来氟米特　推荐的治疗剂量为每日 20mg，常见的不良反应为高血压、肝功能损伤、脱发等，妊娠期禁用。

8. 生物制剂　有临床研究指出，在应用糖皮质激素和免疫抑制剂治疗效果不佳，病情活动难以控制或反复复发时，可以考虑使用 TNF 抑制剂或IL-6 抑制剂治疗，用法目前参照其在类风湿关节炎中的应用（Hatemi et al, 2018）。

4.2　巨细胞动脉炎的药物治疗

巨细胞动脉炎（GCA）与 TA 患者的显著区别为，中老年患者比较多见，因此应用药物治疗时需要更加关注药物的副作用，特别是尽量避免长期使用糖皮质激素（Misra et al, 2017）。

1. 糖皮质激素　治疗 GCA 的起始用量为泼尼松每日 0.3~1mg/kg（建议剂量不超过每日 60mg），2~4 周后开始减量，取决于炎症症状缓解的速度；在6~10 周内减量至 0.2~0.3mg/kg（每日 15~20mg）。约半数患者可以在半年内减量至每日 7.5~10mg，但是 77% 的患者在随访 1 年内会出现病情复发。糖皮质激素的中位治疗时间为 2 年，但是很多患者的疗程长达数年。

2. 甲氨蝶呤　有 3 项随机对照试验（RCT）研究及荟萃分析发现，在

GCA 确诊时加用甲氨蝶呤每周 7.5~15mg,有利于预防疾病复发和减少糖皮质激素累计用量。可同时加用叶酸 5mg 每周 1 次、在甲氨蝶呤服药 48h 后服用,以及复方磺胺甲恶唑每周 3 次、每次 1 片预防肺孢子虫病。

3. 其他免疫抑制剂　包括硫唑嘌呤每日 150mg、来氟米特每日 10~20mg、羟氯喹 400mg/d、环磷酰胺每日 2mg/kg、霉酚酸酯每日 2g、环孢素每日 2mg/kg、氨苯砜等,都缺乏有力的证据证实在 GCA 中有效。

4. 生物制剂　有一项纳入 250 例患者的 RCT 临床研究指出,应用 IL-6 抑制剂治疗 GCA,有利于减停激素、减少激素累计剂量。但是多项应用 TNF 抑制剂治疗 GCA 的临床研究均未得到阳性结果,不推荐使用(de Virgilio et al,2016)。

4.3　结节性多动脉炎的药物治疗

结节性多动脉炎以中小血管受累为主,常见"串珠样"改变,即血管扩张形成动脉瘤与血管狭窄交替出现,临床表现多种多样,部分与 HBV 感染有关。

4.3.1　与乙型肝炎病毒感染有关的结节性多动脉炎的治疗

以抗病毒药物(拉米夫定或干扰素 α)作为一线治疗药物,如果抗病毒治疗不能控制病情活动,或出现不良预后因素(年龄大于 65 岁、肌酐升高超过 150μmol/L、心脏受累、严重的胃肠道受累表现)时,可加用糖皮质激素治疗(每日 1mg/kg,用药一周后开始减量,2 周内停用),重症时可予甲泼尼龙静脉滴注冲击治疗每日 1g、连续 3d。短期内可以应用血浆置换治疗,每周 3 次、持续 3 周,然后每周 2 次、持续 2 周,然后每周 1 次;治疗持续2~3 个月。免疫抑制剂不建议使用环磷酰胺,可选用甲氨蝶呤每周 20~25mg、硫唑嘌呤每日 2mg/kg 或霉酚酸酯每日 2g,应用期间需要密切监测病毒复制情况。

4.3.2　重症结节性多动脉炎的治疗

糖皮质激素治疗起始剂量每日 1mg/kg,2~4 周后开始减量,出现严重器官受累或心律失常的患者可使用甲泼尼龙静脉滴注冲击治疗。65 岁以上患者,建议激素治疗周期减少到 9 个月以内。免疫抑制剂可选用环磷酰胺(口服,每日 2mg/kg 或静脉注射,总疗程不超过 12 个月)、甲氨蝶呤、硫唑嘌呤、霉酚酸酯或来氟米特。建议疾病维持缓解至少 18 个月后减停,糖皮质激素(每日7.5~10mg)和免疫抑制剂维持剂量(Serra et al,2016)。

4.3.3　生物制剂治疗结节性多动脉炎

仅有个案报道治疗成功的案例，目前尚不推荐。

4.4　白塞综合征的药物治疗

白塞综合征患者最常见的临床表现为黏膜、皮肤损伤，当出现血管、眼、神经系统和胃肠道损伤时提示预后不良。2018 年 3 月，*Annals of the Rheumatic Diseases* 杂志发表了《2018 年最新白塞综合征临床管理 EULAR 指南》，是迄今为止国际上关于该病诊治的最新指导性意见。在此主要介绍白塞综合征血管损伤（血管白塞综合征）的治疗方案（郑文洁和李璐，2018）。

4.4.1　急性深静脉血栓（deep venous thrombosis，DVT）

对于急性 DVT，建议使用糖皮质激素联合免疫抑制剂如硫唑嘌呤、环磷酰胺或环孢素 A 治疗。白塞综合征合并 DVT 为炎性血栓，不易脱落，肺栓塞风险低；无明确证据显示易栓塞倾向增加；且单独应用抗凝的患者，血栓复发率仍较高；合并动脉瘤者抗凝可能增加出血风险，因此对于合并 DVT 的白塞综合征患者是否联合应用免疫抑制剂和抗凝剂一直存在争议。本指南通过对 3 个回顾性研究进行荟萃分析显示，与单独使用抗凝剂相比，联合免疫抑制剂治疗可减少白塞综合征患者 DVT 复发的风险；而和单独使用免疫抑制剂相比，联合抗凝剂在预防 DVT 复发上没有明确益处。

4.4.2　难治性静脉血栓

建议使用单克隆 TNF-α 抑制剂治疗。如果患者出血风险较低，并除外肺动脉瘤，可同时加用抗凝治疗。尽管荟萃分析提示免疫抑制剂加用抗凝剂不会降低 DVT 复发风险，但有 1 项回顾性研究显示，不应用抗凝剂可能会增加出现血栓后综合征的风险。而且 2 项大规模研究显示抗凝治疗的出血风险较低，所以顽固性静脉血栓，除外合并肺动脉瘤后，可以考虑应用抗凝治疗。

4.4.3　动脉受累

白塞综合征动脉受累最常见的表现为动脉瘤形成。对于肺动脉瘤，推荐使用高剂量糖皮质激素和环磷酰胺治疗，难治性者可考虑使用单克隆 TNF-α 抑制剂治疗。大出血风险较高的患者，可考虑行介入栓塞治疗，优于开放性手术。对于主动脉及外周动脉瘤，在进行干预修复手术之前应给予糖皮质激素及环磷酰胺治疗；如果患者出现相关症状，应尽早手术或行覆膜支架植入术。

糖皮质激素推荐甲泼尼龙静脉输液冲击治疗 3d 后改为口服泼尼松每日 1mg/kg；环磷酰胺可每月冲击治疗 15mg/kg。血管白塞综合征的手术适应证和时机仍有争议。当动脉瘤破裂或即将破裂和动脉阻塞时，需外科手术治疗。手术患者死亡率高，除紧急情况，应该慎重选择手术时机。血管内介入治疗侵袭性低，还能降低围手术期并发症发生风险。血管白塞综合征的术后并发症发生率高，如移植物闭塞、吻合口血管瘤形成和吻合口瘘，与潜在的血管炎症相关。术前和围手术期使用免疫抑制治疗可降低动脉瘤的再发率和术后并发症率。

（李　菁　冷晓梅）

◤ 参考文献

郑文洁，李璐，2018. 关于《2018 年最新白塞氏综合征临床管理 EULAR 指南》的解读. 中华临床免疫和变态反应杂志，12（3）：259-262.

BIENVENU B, LY K H, LAMBERT M, 2016. Management of giant cell arteritis: Recommendations of the French Study Group for Large Vessel Vasculitis（GEFA）. Rev Med Interne, 37（3）: 154-165.

DE VIRGILIO A, GRECO A, CONTE M, 2016. Reply to comment on "Polyarteritis nodosa: a contemporary overview". Autoimmun Rev, 15（12）: 1205.

HATEMI G, CHRISTENSEN R, BANG D, 2018. 2018 update of the EULAR recommendations for the management of Behcet's syndrome. Ann Rheum Dis, 77（6）: 808-818.

MISRA D P, SHARMA A, KADHIRAVAN T, 2017. A scoping review of the use of non-biologic disease modifying anti-rheumatic drugs in the management of large vessel vasculitis. Autoimmun Rev, 16（2）: 179-191.

SERRA R, BUTRICO L, FUGETTO F, 2016. Updates in pathophysiology, diagnosis and management of Takayasu arteritis. Ann Vasc Surg, 35: 210-225.

第2篇

炎性血管疾病各论

5 大 动 脉 炎

5.1 概述

大动脉炎是一种累及主动脉及其主要分支的慢性非特异性炎症,也可累及肺动脉及分支,多引起相应部位血管的狭窄或闭塞病变,少数患者受累动脉可呈扩张性或瘤样改变。日本眼科医师 Takayasu 首先于 1908 年报道了一个 21 岁的女性患者具有典型视网膜动脉缺血病变(Takayasu,1908),因此该病在国际学术界称之为 Takayasu 动脉炎(Takayasu arteritis,TA)。既往临床上的无脉症、主动脉弓综合征、缩窄性大动脉炎、多发性大动脉炎等多指该病。其中缩窄性大动脉炎,是于 1962 年我国学者刘力生和黄宛教授基于对该病的仔细临床观察,并结合血管造影和病理检查,而首先在国际上提出的针对该病的命名(刘力生和黄宛,1963)。但这些名称均不能准确描述该病,故目前统称为大动脉炎或者 TA。

5.2 流行病学及病因、发病机制

TA 在 30 岁以前发病约占 90%,40 岁以后很少发病,多见于亚洲育龄女性,男女比例约为 1∶4(Alibaz-Öner et al,2013;Yang et al,2014;Alibaz-Öner et al,2015)。TA 主要散发于我国及东南亚地区,但也在西方人群中发病(Johnston et al,2002),是一种全球性疾病。该病比较少见,年发病率为 0.4/100 万~2.6/100 万(Alibaz-Öner et al,2013)。TA 患病率不详,日本研究者根据国内 TA 注册数据推测患病率为 0.004%(Terao et al,2014)。

目前 TA 的病因和发病机制仍未明确,可能涉及遗传因素、细胞和体液免疫、感染、性激素、环境因素等(Wen et al,2012)。根据对该病的家族史和发病人群的遗传学相关性研究推测,TA 的发病原因有可能是由遗传和环境因素相互作用的结果。TA 具有复杂的遗传倾向(Renauer and Sawalha,2017),人类白细胞抗原(human leukocyte antigen,HLA)基因是其研究热点之一。HLA 的某些等位基因与某些人群易患 TA 有关,其中不同人群 TA 患者等位基因序列分

析显示高度异质性,如 HLA-B39,HLA-B52,DRB1*1501 和日本、韩国、印度等国家 TA 患者的相关性研究(Kimura et al, 2000),而中国汉族 TA 患者基因检测发现 HLA-DR4、DR7、DRB4 基因频率显著增加(刘冼宜 等,2007)。并且全基因组研究也发现了一些易患 TA 的非 HLA 易感性位点,包括 FCGR2A/FCGR3A、IL12B、IL6、RPS9/LILRB3,以及 21 号染色体上 PSMG1 附近的一个位点。此外,编码免疫反应调节因子、促炎细胞因子和体液免疫介质的基因的变异可能与 TA 的致病机制直接相关(Renauer and Sawalha,2017)。

5.3　病理学

　　TA 的病理机制主要是细胞介导的大血管炎(Rizzi et al, 1999；Noris,2001；Weyand and Goronzy,2003；Schirmer et al, 2006),综合分析 TA 组织学、病理学(图 5-1)及临床研究结果,TA 的发病可以分为两个阶段:第一阶段是非特异的炎症反应期;第二阶段是慢性炎症期。在 TA 的发病过程中,炎症细胞是通过大动脉壁外膜进入大动脉。在这个过程中,激活的树突状细胞招募

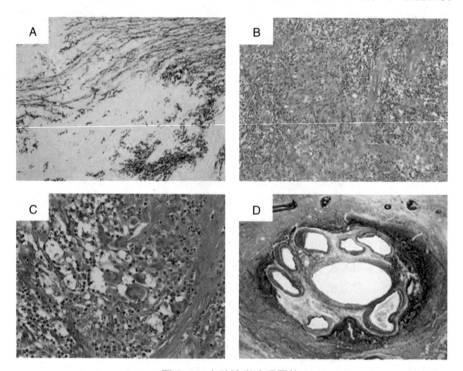

图 5-1　大动脉炎病理图片

　　A. 10 倍镜下主动脉中层小片撕裂;B. 20 倍镜下炎症细胞浸润、成纤维细胞增生、新生小血管;C. 40 倍镜下巨细胞和成纤维细胞增多;D. 动脉炎管壁和管腔病理改变。

T细胞进入大动脉壁。T细胞能分泌IFN、TNF和穿孔素(perforin)等生物活性因子,招募更多的炎症细胞进入动脉壁,改变了动脉壁的生化环境,也改变了血管内皮细胞分泌的生物活性因子。早期表现为动脉壁全层的非特异性炎症,可见淋巴细胞、浆细胞浸润,偶见多形核中性粒细胞和多核巨细胞。随着病程的进展,炎症细胞和平滑肌细胞会迁移进入大动脉内膜,形成肉芽组织并局部增生,可伴有血栓形成,动脉壁中层发生弹力纤维降解和纤维化瘢痕,结果导致管腔的狭窄或闭塞,少数患者可能因炎症破坏动脉壁中层的弹力纤维及平滑肌较快较重,管壁的修复不足以抵挡血压的牵拉,导致动脉扩张、动脉瘤形成或夹层。

5.4 临床表现

TA发病大多较缓慢,偶有自行缓解者。因受累血管的部位、程度和范围不同,症状轻重不一,主要有全身症状和局部症状两方面(中华医学会风湿病学分会,2011)。

1. 全身症状 在发病早期少数TA患者(约30%)有全身不适、发热、出汗、肌痛、严重胸痛或颈部疼痛(血管性疼痛,类似于急性动脉夹层)、关节炎和结节红斑等症状,可急性发作,也可隐匿起病,当局部症状和体征出现后,全身症状逐渐减轻或消失,多数患者无上述症状。对大多数患者来说,早期的一些症状由于缺乏特异性的表现,诊断较为困难。

2. 局部症状和体征 TA病变多见于主动脉弓及分支,其次为降主动脉、腹主动脉和肾动脉,肺动脉、冠状动脉也可受累。按受累血管不同,不同器官缺血有不同的症状与体征。临床上一般根据病变部位分为4种类型(图5-2)(Hata et al,1996):Ⅰ型,头臂动脉型(主动脉弓综合征);Ⅱ型,胸腹主动脉型;Ⅲ型,广泛型;Ⅳ型,肺动脉型。

头臂动脉型主要累及主动脉弓和头臂动脉。头臂干动脉或锁骨下动脉狭窄可表现为无脉症,患者有一侧或两侧上肢无力、发凉,也可无任何自觉症状,一侧或两侧上肢脉搏微弱或无法扪及,血压低或测不到。颈动脉和椎动脉狭窄可导致头部缺血,发生眩晕、视力减退、甚至晕厥及卒中,一侧或两侧颈动脉搏动减弱或消失;眼底可见视网膜萎缩、色素沉着及静脉扩张。胸腹主动脉型主要累及降主动脉、腹主动脉及其分支。患者如存在明显的胸腹主动脉狭窄,在肩胛骨间或脐周可闻及血管杂音,下肢动脉搏动减弱或消失,下肢血压降低或测不出。该型累及肾动脉常见,约占全部TA病例的60%~70%,可导致肾血管性高血压,是我国年轻患者肾动脉狭窄的首位原因(Peng et al,2016)。肾动脉受累时约50%的患者在脐周可听到血管杂音,有中重度高血压,严重者可伴有蛋白尿、肾功能减退等肾脏受损的表现。

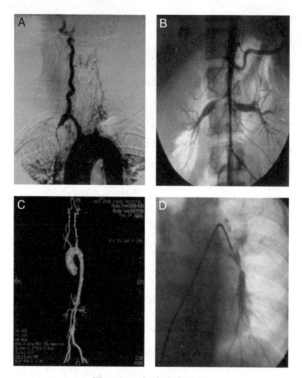

图 5-2　大动脉炎分型

A. Ⅰ型,头臂动脉型(主动脉弓综合征);B. Ⅱ型,胸腹主动脉型;
C. Ⅲ型,广泛型;D. Ⅳ型,肺动脉型。

　　广泛型,也可称混合型,指累及部位包括头臂动脉型和胸腹主动脉型。肺动脉型指同时合并肺动脉受累。有文献报道约 50% 患者合并肺动脉受累(Dong et al, 2014),但多数无明显症状,少数发生中重度肺动脉高压,患者表现为心悸、气短,严重者可出现低氧血症甚至呼吸衰竭。单纯的肺动脉受累较为少见,极少数患者发生咯血。血管受累以头臂动脉型和广泛型最多见,约 80% 的患者有 2 个部位以上的动脉受累。

　　其他部位受累,如累及冠状动脉、下肢动脉和主动脉瓣等在 TA 患者中常见。TA 累及冠状动脉的发生率约为 10%(蒋雄京 等, 2002;Sun et al, 2013;Yang et al, 2014),大多数患者表现为劳力型胸痛、胸闷或急性心肌梗死;也有个别患者在血管造影时才发现有冠状动脉受累,而临床上并无明显的心肌缺血症状,因此 TA 患者有心绞痛或者类似心绞痛症状时应及时行冠状动脉造影检查。冠状动脉受累的 TA,70% 累及冠状动脉开口或主干、近段,30% 累及冠状动脉的中远段(图 5-3)。TA 累及下肢动脉约占 8.6%(Dong et al, 2017),受累患者可出现下肢间歇性跛行,下肢麻木、发冷、疼痛等不适。TA 累及主动脉瓣导致关闭不全的发生率为 14.4%~36.7%（蒋雄京 等，1999；Yang et al，2014），是 TA 患者发生左心衰竭的主要原因之一，可能主动脉瓣关闭不全与 TA 累及主动脉根部密切相关，也可能伴随直接侵犯瓣叶进而影响瓣膜的功能。

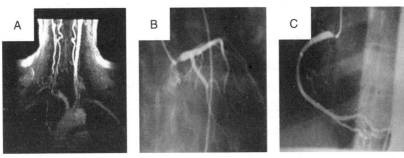

图 5-3　大动脉炎累及冠状动脉的典型影像

A. 大动脉炎患者弓上动脉多发狭窄；B. 冠状动脉造影左主干开口严重狭窄；
C. 冠状动脉造影右冠状动脉开口严重狭窄。

5.5　实验室和影像检查

TA 尚无特异性血液化验项目。ESR 是反映该病炎症活动的一项重要指标，疾病活动时 ESR 增快，病情稳定后 ESR 恢复正常。CRP 和 hs-CRP 的临床意义与 ESR 类似，也属于本病活动的指标（Kerr et al，1994；中华医学会风湿病学分会，2011）。TNF、IL-6、RANTES 等生物学指标可能反映本病病变活动更敏感（Noris et al，1999；Park et al，2006a）。另外，我国的资料提示 20%~30% 的 TA 患者有结核感染史，结核菌素对发现活动性结核有一定参考价值（郑德裕 等，1985；温淑云 等，2011）。少数患者在疾病活动期白细胞或血小板增高，也为炎症活动的一种反应。另外，本病可合并慢性轻度贫血，高免疫球蛋白血症比较少见。

影像学检查是 TA 诊断的必要条件，目的是明确病变动脉的部位和解剖特点，目前常用的检查方法有（Mason，2010）：①彩色多普勒超声，探查主动脉及其主要分支狭窄或闭塞（颈动脉、锁骨下动脉、肾动脉等）；②多排计算机断层血管造影（computed tomography angiography，CTA）或磁共振血管造影（magnetic resonance angiography，MRA），其影像分辨率大致可取代有创动脉造影，特别是多排计算机断层造影能显示受累血管壁的情况，以帮助判断疾病的性质及活动情况；③经动脉数字减影血管造影（digital subtraction angiography，DSA）或选择性造影，可直接显示受累血管的细节，为 TA 血管受累诊断的金标准。X线胸片对了解是否合并肺结核及主动脉和肺动脉严重狭窄或扩张有一定的帮助。对于累及肺动脉的患者,除CTA、DSA外,肺通气灌注检查能帮助临床进一步了解肺血管受损的情况。

近年来,有研究提示氟代脱氧葡萄糖(^{18}F–fludeoxyglucose, ^{18}F–FDG)正电子发射断层成像(positron emission tomography/computed tomography, PET/CT)检查可用于TA的早期诊断及疾病活动性的判断(Webb et al, 2004; Tezuka et al, 2012)。其原理是在肿瘤细胞和各种原因导致的炎性反应中,中性粒细胞、单核巨噬细胞、激活淋巴细胞等炎性细胞的代谢活性升高,对FDG的摄取升高,病变部位在PET/CT上呈现出明显的高摄取影像(图5-4),因此,从原理上看该方法对于确定TA活动性的特异性较高,对于临床上传统炎症指标ESR或者CRP阴性的患者判断炎症活动有一定的指导意义。

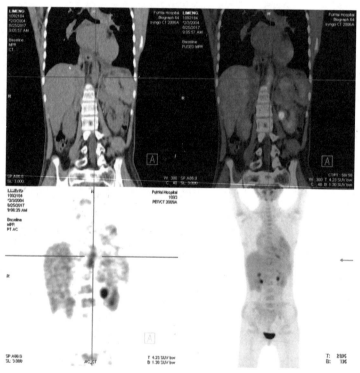

图5-4 大动脉炎患者 ^{18}F–FDG PET/CT检查图像

胸主动脉下段至腹主动脉上段代谢增高;降主动脉管腔不均匀狭窄,伴少量钙化;结合病史,符合大动脉炎表现,部分呈活动期。

5.6 诊断标准

目前该病的诊断主要基于其临床表现和受累血管的影像特征。多采用 1990 年美国风湿病学会制定的 TA 诊断标准（Arend et al, 1990），2011 年中华医学会风湿病学分会（2011）制定的中国的 TA 诊断及治疗指南也是采用这个诊断标准。该诊断标准包括 6 项：①发病年龄 ≤40 岁；②患肢间歇性运动乏力；③一侧或双侧肱动脉搏动减弱；④双上肢收缩压差 >10mmHg；⑤锁骨下动脉或主动脉杂音；⑥主动脉及一级分支或上下肢近端的大动脉狭窄或闭塞，病变常为局灶或节段性，且不是由动脉粥样硬化、纤维肌性发育不良或其他原因引起。符合上述 6 项中的 3 项者可诊断本病。

此标准诊断 TA 的敏感性和特异性分别为 90.5% 和 97.8%。临床实践中发现这个标准主要适合 I 型和 III 型，往往造成 II 型和 IV 型的漏诊，对仅累及主动脉瓣和冠状动脉的病变也无法包括。日本、欧盟等也有 TA 的诊断标准，但这些诊断标准也有不足，如没有包括单纯扩张性或动脉瘤样病变。由于 TA 的血管损伤在缺乏全身炎症表现的情况下仍会进展，更应注意病情相对静止的 TA 的早期诊断。这些不足会影响 TA 的诊断和临床决策。

阜外医院回顾分析了近 50 年上千例的临床病例，参照 1994 年东京国际会议和 1996 年由 Numano 等提出的分型建议（Hata et al, 1996），提出了 TA 诊断的阜外标准及综合分型（邹玉宝 等，2017）（表 5-1）：①发病年龄 ≤40 岁，

表 5-1　大动脉炎病变综合分型

分型方法	分型	标准
病变部位	I 型	主动脉弓及头臂动脉
	II 型	降主动脉、腹主动脉和 / 或分支
	III 型	I 型 + II 型
	IV 型	升主动脉、主动脉瓣或冠状动脉
	V 型	肺动脉
病变性质	A 型	狭窄 – 闭塞
	B 型	扩张 – 动脉瘤
	C 型	混合型
	D 型	动脉壁严重增厚、钙化
	E 型	动脉壁外膜明显肿胀

女性多见；②具有血管受累部位的症状和 / 或体征（受累器官供血不足、病变血管狭窄相关体征、急性期可出现受累血管疼痛和炎症指标明显升高）；③发现特征性的病变影像，这种病变影像综合分型包括病变部位和病变性质的组合，即任何一型或多型的病变部位加任何一型或多型的病变性质组合，需排除动脉粥样硬化、动脉纤维肌性发育不良、先天性动脉畸形、结缔组织病或其他血管炎等所致。该标准需要满足以上 3 项，每项须符合其中至少 1 条。其诊断敏感性很高，几乎可以包括所有形式的 TA 病损，甚至对超急性期无血管腔影像改变的 TA 也可作出诊断。对 TA 诊断的准确性明显提高，临床上可能更合理实用。

5.6.1　病变的活动性判断标准

TA 的炎症活动性在不同个体表现差异很大，部分患者（约 20%~30%）的炎症具有自限性，并不需要长期抗炎治疗，但另有部分患者的炎症可能持续几年甚至终生，需要长期正规的抗炎治疗，不适当的减药或停药可引起病情复发或加重。并且 TA 的血管损伤在缺乏全身炎症表现的情况下仍会进展，应注意病情相对静止的 TA 的早期诊断和活动性判断。对该病活动性的评估，是临床上决定是否用激素或者免疫抑制剂的主要依据。传统的 TA 活动期生物学指标是 ESR、CRP 或者 hs-CRP 和血小板等，但不一定准确反映血管炎症的情况，与病理所见并非完全一致（Kerr et al, 1994；Hoffman and Ahmed, 1998），TNF、IL6、RANTES 等生物学指标可能更敏感，但临床上循证医学证据不多。虽然目前临床上有一系列的活动性判断标准和评分等，但是一直没有得到公认。1994 年美国国立卫生研究院提出的活动性判断标准（Kerr et al, 1994）可供临床参考：①部分患者发病时可有全身症状，如发热、肌痛；②ESR 升高；③受累血管有缺血与炎症表现，如患肢间歇性活动疲劳、动脉搏动减弱或消失、血管杂音、血管痛、上肢或下肢血压不对称；④造影可见典型的血管损害。具备 2 项或以上初发或加重即可判断病变有活动性。随着新的 TA 活动性检测方法包括炎症因子和影像学方法包括 PET/CT 等不断涌现，这将帮助指导临床判断疾病活动期更为准确。

5.6.2　鉴别诊断

对临床有上肢动脉不对称搏动、颈部血管杂音的青年患者，尤其是女性，应该仔细寻找 TA 的证据。TA 主要与先天性主动脉缩窄、动脉粥样硬化、TAO、GCA、白塞综合征等鉴别。①先天性主动脉缩窄：多见于男性，全身无炎症活动表现。主动脉造影示病变部位局限在主动脉峡部或弓部。②动脉粥样硬化：常于 50 岁后发病，伴动脉粥样硬化的其他临床表现，血管造影可见多发粥样斑块。③动脉纤维肌性发育不良：多见于育龄女性,肾动脉造影显示其病变多累及主干远端 2/3 及分支,典型特征为串珠样狭窄,也可累及其他中等直径的动脉。④TAO（Buerger 病）：好发于有吸烟史的中青年男性,为慢性周围血管闭塞性炎症,主要累及四肢中小动脉和静脉,下肢较常见。表现为间歇性跛行,足背动脉搏动减弱或消失,重症患者可有肢端溃疡或坏死等,与 TA 鉴别一般并不困难。⑤GCA：老年人多见,主要累及颞动脉及内脏中小动脉,与 TA 表现不同。⑥白塞综合征：主要表现为全身黏膜的溃疡,皮肤针刺后发生脓点,可累及大中动脉,多为动脉瘤形成,也有部分狭窄性病变。⑦胸廓出口综合征：随头颈及上臂位置的变化,可有上肢动脉搏动减弱。

5.7 治疗方案及原则

TA 的治疗分为手术治疗和非手术治疗（Mukhtyar et al, 2009；中华医学会风湿病学分会, 2011 ）。非手术治疗措施包括药物治疗、对症支持治疗,主要针对血管壁非特异性炎症,TA 在就诊时应该评价炎症是否处于活动期。就诊时如无症状,疾病处于非活动期,对这类患者可随访观察。高度怀疑有结核菌感染者,应同时抗结核治疗。TA 如在活动期,即使血管病变解剖上非常适合经皮介入或外科手术治疗,也应列为手术禁忌,否则介入部位的再狭窄率或亚急性血栓发生率极高,尤其是支架植入的患者；行血管搭桥患者,血管吻合口出血或假性动脉瘤发生率也很高。故必须在炎症控制 2 个月以上方可考虑手术治疗。

常用的抗炎药物有糖皮质激素和免疫抑制剂。糖皮质激素对 TA 活动期是首选的主要治疗药物,及时用药可有效改善症状,缓解病情,醋酸泼尼松标准剂量是每日 1mg/kg,但该剂量副作用大。基于阜外医院几十年的观察研究,推荐以下经验供临床参考（邹玉宝和蒋雄京, 2016；中国医疗保健国际交流促进会血管疾病高血压分会专家共识起草组, 2017 ）：醋酸泼尼松初始治疗推荐剂量为 0.5mg/（ kg·d ）,或 30mg/d,若 1 周内 CRP 和 ESR 降至正常,炎症症状缓解,则继续维持；如果不达标,剂量可在 1 周后增至 1mg/（ kg·d ）。如仍不能控制炎症,需要联合应用免疫抑制剂。维持治疗一般 2 个月以上,随后每个月复查 CRP 和 ESR,如果在正常范围,可以每月减量 2.5~5mg,至 10~15 mg/d 时,维持观察 3~6 个月。如果 CRP 和 ESR 仍在正常范围,可以考虑继续每个月减量 2.5mg 至 5~10mg/d 低剂量维持,小部分患者甚至可以停药,但仍有复发可能。危重者可大剂量甲基泼尼松龙静脉冲击治疗,但要注意激素引起的不良反应。临床上处于非活动期的年轻患者,如行血运重建可适量使用糖皮质激素来降低再狭窄的风险（ Park et al, 2006b ）。

也有主张 TA 活动期起始治疗即联合应用免疫抑制剂和糖皮质激素来诱导和维持炎症缓解，常用的免疫抑制剂有甲氨蝶呤、硫唑嘌呤、环磷酰胺等（中华医学会风湿病学分会，2011）。新一代的免疫抑制剂如环孢霉素 A、霉酚酸酯、来氟米特等疗效有待证实。在免疫抑制剂使用过程中应注意查血、尿常规和肝肾功能，以防止不良反应。

对症支持治疗包括降血压、扩血管、抗凝、抗血小板等。对高血压患者应积极控制血压，可以预防和减少高血压并发症。扩张血管及抗凝、抗血小板等药物对改善微循环和预防血栓形成可能有益。

慢性期如血管阻塞危及脏器血运则需要选择血管重建治疗。经皮腔内血管成形术为 TA 的血管重建治疗开辟了一条新的途径，主要包括经皮球囊扩张成形术和血管内支架植入术，一般主张先行经皮球囊扩张成形术，如失败才考虑行血管内支架植入术。这些经验在肾动脉和肺动脉病变的介入上得到证实（Dong et al，2014；Peng et al，2016）。对经皮腔内血管成形术无法实施或治疗失败的病变，可考虑行外科手术治疗（刘永民，等，2004）。

TA 如累及冠状动脉导致左主干或前降支严重狭窄及闭塞，保守治疗预后较差，多数患者死于心脏事件，应在炎症控制后尽早行血运重建治疗（蒋雄京 等，2002；Sun et al，2013）。冠状动脉旁路移植术是治疗 TA 累及冠状动脉的有效方法，对于冠状动脉开口病变及多支病变的患者应首选冠状动脉旁路移植术。TA 常同时侵及头臂动脉，从而累及乳内动脉，即使现阶段未累及，将来亦有可能累及，故 TA 的冠状动脉旁路移植术中，不适宜使用乳内动脉或其他有可能受累的动脉，而尽可能应用全静脉化桥血管（Endo et al，2003）。近年来对于单支或局限病变，有开展经皮冠状动脉球囊扩张术或支架植入术治疗 TA 累及冠状动脉的报道，近期疗效满意，但远期疗效似乎不如冠状动脉旁路移植术（Sun et al，2013）。

TA 累及主动脉瓣患者经心脏瓣膜置换术后瓣周漏的发生率较高，其发生原因可能是扩大的瓣环置入人工瓣后所受的张力较大，机械瓣叶在启闭时对自然瓣环也产生一定的张力，加上炎性瓣环的脆弱，人工瓣与自然瓣环不易愈合，易造成瓣周漏甚至瓣撕脱，故对于无症状的中度反流，瓣膜置换术一定要慎重；对于重度反流或有症状的中度反流，用带瓣人工血管组件或同种带瓣主动脉行主动脉根部置换术发生瓣周漏的概率降低（刘永民 等，2004），可考虑作为首选。

5.8　外科治疗

传统观念认为动脉炎症处于稳定期时再进行手术干预为妥，但北京医院血管外科的实践以及部分文献报道,在有效抗炎的前提下仍可在炎症活动期进行手术,尤其是病变较重发生缺血并发症风险较高的患者更应积极干预。

由于以往的 TA 分型在指导外科手术治疗方面的价值有限,北京医院血管外科在以往工作的基础上,结合 TA 手术方式、围手术期管理和术后血流动力学改变等方面的经验积累,提出了与手术方式密切相关的外科分型(图 5-5)(陈作观,2016):

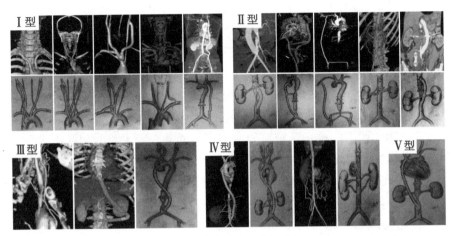

图 5-5 大动脉炎的外科分型

Ⅰ型:即弓上血管重建型(Chen et al,2018)。该型病变通常存在多支弓上血管狭窄。手术主要目的是通过弓上血管重建,缓解脑缺血症状并减少脑血管事件。

手术方式的具体选择主要取决于患者的病变情况:升主–颈动脉搭桥是最常见的手术方式;锁骨下–颈动脉搭桥、股–颈动脉搭桥可以避免开胸。

Ⅱ型:即主肾动脉血管重建型。该型病变主要存在主动脉和/或肾动脉狭窄,并引起相应的狭窄头侧高血压/狭窄尾侧低血压,或系统性高血压症状。

手术的主要目的是重建主动脉和/或肾动脉,纠正血流动力学异常。常规的手术方式为升/腹主–腹主动脉搭桥、腹主–肾动脉搭桥和内脏动脉–肾动脉搭桥;对于存在腹腔干动脉、肠系膜上动脉狭窄或间歇性跛行的患者,也能同期完成血管重建手术。另外,解剖外路径的手术方式腋–股或腋–双股动脉搭桥是缓解下肢间歇性跛行的另外一种手术选择。

Ⅲ型:即同期头颈和主肾动脉多血管重建型。该型病变同时广泛累及弓上血管、主动脉和/或肾动脉,主要表现为肾性高血压或者主动脉狭窄上方高血压,因此可以代偿头颈血管病变导致的颅内缺血现象。由于往往双侧锁骨下动脉受累,普通的上肢血压测定不能确切地反映真实的血压情况,患者甚至在出现主动脉瓣反流和心力衰竭前,无明显的临床症状。

手术的主要目的是通过同期重建主动脉血管旁路和 / 或肾动脉血管旁路 + 弓上血管旁路,达到降压与改善颅内灌注的平衡。分期血管重建虽然可以减少单次手术的创伤,但不利于血流动力学平衡的建立。先行头颈血管重建,因为存在高血压的病理解剖问题,会增加脑过度灌注,甚至出血性脑血管事件的发生;先行主肾动脉血管重建,则可能出现因血压下降后诱发的急性缺血性脑血管事件。因此,同期的多血管重建是目前常用的手术策略。

Ⅳ型:即动脉瘤型。主动脉瘤样扩张病变可单独存在,也可同时合并狭窄病变;动脉瘤的腔内隔绝在处理扩张病变上具有明确的优势,而狭窄病变主要根据病情进行选择,具体可参照Ⅰ型、Ⅱ型、Ⅲ型搭桥方式。

动脉瘤的腔内隔绝 + 狭窄血管旁路搭桥的复合手术是常用的手术方式,杂交手术室是同期处理该类病变的基本保障。

Ⅴ型:即心肺血管重建型。伴有主动脉瓣、冠状动脉、肺动脉受累,处理起来往往需要体外循环的协助。颈动脉窦反射亢进引起反复晕厥发作者,可行颈动脉体摘除术及颈动脉窦神经切除术。

5.9　预后

本病为慢性进行性血管病变,需要对所有 TA 患者进行大血管影像学检查及长期随访,动态观察动脉受累情况。受累后的动脉一般侧支循环形成丰富,故发生脏器缺血坏死少见。预后主要取决于高血压的程度及重要脏器的累及情况,糖皮质激素或联合免疫抑制剂积极治疗可改善预后,但减量或停药有复发可能,血管重建远期再狭窄率较高(Maksimowicz-McKinnon et al, 2007)。其并发症有卒中、心力衰竭、肺动脉高压、肾衰竭、心肌梗死、失明等。死因主要为卒中、心力衰竭和肺动脉高压,肾衰竭少见(Maksimowicz-McKinnon et al, 2007; Yang et al, 2015)。

（ 刁永鹏　邹玉宝　蒋雄京　李拥军 ）

 参考文献

陈作观,刁永鹏,刘静思,等,2016. 大动脉炎外科分型研究进展, 中华医学杂志,96(28)：2277-2280.

刁永鹏,陈跃鑫,闫盛,等,2016. 人动脉炎 116 例外科手术及腔内治疗效果及安全性分析. 中华医学杂志,96(6):447–450.

蒋雄京,陈轶珉,吴海英,等,1999. 大动脉炎对心脏瓣膜的影响. 中国循环杂志,14(5):301–302.

蒋雄京,杨跃进,高润霖,等,2002. 大动脉炎累及冠状动脉的分析. 中华内科杂志,41(9):592–594.

刘力生,黄宛,1963. 缩窄性大动脉炎. 中华内科杂志,4:293–300.

刘冼宜,初洁秋,王新婷,2007. 大动脉炎病因与发病机制研究进展. 中华风湿病学杂志,11(1):44–48.

刘永民,孙立忠,胡盛寿,等,2004. 大动脉炎外科治疗的经验和新进展(附236例报告). 中国医刊(8):27–29.

温淑云,张文,赵岩,等,2011. 大动脉炎临床特征及治疗转归173例分析. 中华风湿病学杂志,15(9):604–607.

郑德裕,刘力生,刘庆红,等,1985. 372 例大动脉炎的随诊观察. 北京医学(4):200–203.

中国医疗保健国际交流促进会血管疾病高血压分会专家共识起草组,2017. 肾动脉狭窄的诊断和处理中国专家共识. 中国循环杂志,32(9):835–844.

中华医学会风湿病学分会,2011. 大动脉炎诊断及治疗指南. 中华风湿病学杂志,15(2):119–120.

邹玉宝,蒋雄京,2016. 大动脉炎的研究现状与进展. 中国循环杂志,31(8):822–824.

邹玉宝,宋雷,蒋雄京,2017. 大动脉炎诊断标准研究进展. 中国循环杂志,32(1):90–92.

ALIBAZ-ÖNER F, AYDIN S Z, DIRESKENELI H, 2013. Advances in the diagnosis, assessment and outcome of Takayasu's arteritis. Clin Rheumatol, 32(5):541–546.

ALIBAZ-ÖNER F, AYDIN S Z, DIRESKENELI H, 2015. Recent advances in Takayasu's arteritis. Eur J Rheumatol, 2(1):24–30.

AREND W P, MICHEL B A, BLOCH D A, et al, 1990. The American College of Rheumatology 1990 criteria for the classification of Takayasu arteritis. Arthritis Rheum, 33(8):1129–1134.

CHEN Z G, CHEN Y X, DIAO Y P, et al, 2018. Simultaneous multi-supra-aortic artery bypass successfully implemented in 17 patients with type I takayasu arteritis. Eur J Vasc Endovasc Surg, 56(6):903–909.

DONG H, CHE W, JIANG X, et al, 2017. An unrecognised presentation of Takayasu arteritis: superficial femoral artery involvement. Clin Exp Rheumatol, 35 Suppl 103(1):83–87.

DONG H, JIANG X, PENG M, et al, 2014. Percutaneous transluminal angioplasty for symptomatic pulmonary stenosis in Takayasu arteritis. J Rheumatol, 41(9):1856–1862.

ENDO M, TOMIZAWA Y, NISHIDA H, et al, 2003. Angiographic findings and surgical treatments of coronary artery involvement in Takayasu arteritis. J Thorac Cardiovasc Surg, 125(3):570–577.

HATA A, NODA M, MORIWAKI R, et al, 1996. Angiographic findings of Takayasu arteritis: new classification. Int J Cardiol, 54 Suppl:S155–S163.

HOFFMAN G S, AHMED A E, 1998. Surrogate markers of disease activity in patients with

Takayasu arteritis: a preliminary report from The International Network for the Study of the Systemic Vasculitides (INSSYS). Int J Cardiol, 66 Suppl 1: S191–S194; discussion S195.

JOHNSTON S L, LOCK R J, GOMPELS M M, 2002. Takayasu arteritis: a review. J Clin Pathol, 55 (7): 481–486.

KERR G S, HALLAHAN C W, GIORDANO J, et al, 1994. Takayasu arteritis. Ann Intern Med, 120 (11): 919–929.

KIMURA A, OTA M, KATSUYAMA Y, et al, 2000. Mapping of the HLA–linked genes controlling the susceptibility to Takayasu's arteritis. Int J Cardiol, 75 Suppl 1: S105–S110.

MAKSIMOWICZ–MCKINNON K, CLARK T M, HOFFMAN G S, 2007. Limitations of therapy and a guarded prognosis in an American cohort of Takayasu arteritis patients. Arthritis Rheum, 56 (3): 1000–1009.

MASON J C, 2010. Takayasu arteritis: advances in diagnosis and management. Nat Rev Rheumatol, 6 (7): 406–415.

MUKHTYAR C, GUILLEVIN L, CID M C, et al, 2009. EULAR recommendations for the management of large vessel vasculitis. Ann Rheum Dis, 68 (3): 318–323.

NORIS M, 2001. Pathogenesis of Takayasu's arteritis. J Nephrol, 14 (6): 506–513.

NORIS M, DAINA E, GAMBA S, et al, 1999. Interleukin–6 and RANTES in Takayasu arteritis: a guide for therapeutic decisions. Circulation, 100 (1): 55–60.

PARK M C, LEE S W, PARK Y B, et al, 2006a. Serum cytokine profiles and their correlations with disease activity in Takayasu's arteritis. Rheumatology (Oxford), 45 (5): 545–548.

PARK M C, LEE S W, PARK Y B, et al, 2006b. Post–interventional immunosuppressive treatment and vascular restenosis in Takayasu's arteritis. Rheumatology (Oxford), 45 (5): 600–605.

PENG M, JI W, JIANG X, et al, 2016. Selective stent placement versus balloon angioplasty for renovascular hypertension caused by Takayasu arteritis: Two–year results. Int J Cardiol, 205: 117–123.

PENG M, JIANG X J, DONG H, et al, 2016. Etiology of renal artery stenosis in 2047 patients: a single–center retrospective analysis during a 15–year period in China. J Hum Hypertens, 30 (2): 124–128.

RENAUER P, SAWALHA A H, 2017. The genetics of Takayasu arteritis. Presse Med, 46 (7–8 Pt 2): e179–e187.

RIZZI R, BRUNO S, STELLACCI C, et al, 1999. Takayasu's arteritis: a cell–mediated large–vessel vasculitis. Int J Clin Lab Res, 29 (1): 8–13.

SCHIRMER M, DUFTNER C, SEILER R, et al, 2006. Abdominal aortic aneurysms: an underestimated type of immune–mediated large vessel arteritis. Curr Opin Rheumatol, 18 (1): 48–53.

SUN T, ZHANG H, MA W, et al, 2013. Coronary artery involvement in takayasu arteritis in 45 Chinese patients. J Rheumatol, 40 (4): 493–497.

TAAYASU M, 1908. A case with peculiar changes of the central retinal vessels. Aeta Soc Ophthalmol Jpn, 12: 554–555.

TERAO C, YOSHIFUJI H, MIMORI T, 2014. Recent advances in Takayasu arteritis. Int J Rheum Dis, 17(3): 238–247.

TEZUKA D, HARAGUCHI G, ISHIHARA T, et al, 2012. Role of FDG PET–CT in Takayasu arteritis: sensitive detection of recurrences. JACC Cardiovasc Imaging, 5(4): 422–429.

WEBB M, CHAMBERS A, AL–NAHHAS A, et al, 2004. The role of ^{18}F–FDG PET in characterising disease activity in Takayasu arteritis. Eur J Nucl Med Mol Imaging, 31(5): 627–634.

WEN D, DU X, MA C S, 2012. Takayasu arteritis: diagnosis, treatment and prognosis. Int Rev Immunol, 31(6): 462–473.

WEYAND C M, GORONZY J J, 2003. Medium–and large–vessel vasculitis. N Engl J Med, 349 (2): 160–169.

YANG L, ZHANG H, JIANG X, et al, 2014. Clinical manifestations and longterm outcome for patients with Takayasu arteritis in China. J Rheumatol, 41(12): 2439–2446.

YANG L, ZHANG H, JIANG X, et al, 2015. Clinical features and outcomes of Takayasu arteritis with neurological symptoms in China: a retrospective study. J Rheumatol, 42(10): 1846–1852.

6 血管白塞综合征

白塞综合征（Behcet syndrome），又名白塞病、贝赫切特综合征，这一疾病首先被土耳其皮肤病学家 Hulusi Behcet 于 1937 年正式报道，是一种累及包括眼视器、生殖器，以及血管、胃肠道和神经等多系统、多器官的炎性疾病，其中有近 1/4 的患者有血管系统病变。在各种系统性血管炎中，白塞综合征的显著特点是累及所有大小的血管（小血管、中血管和大血管），且动静脉均可受累。目前白塞综合征的发病率约为 2.62/10 万（Mahr and Maldini，2014）。本章主要介绍血管白塞综合征的病理生理、病变类型和特点及其外科治疗。

6.1 病理生理学

白塞综合征的直接致病因素尚不明确。与其他自身免疫性疾病一样，该病是由患者机体的异常免疫活动引起，并且通常累及 20~40 岁的年轻成人，该疾病的发病主要取决于两个方面，一个是具有易感基因（susceptibility gene），另一个是易感者因某些暴露因素（exposure factor）而触发异常的免疫活动。

目前认为白塞综合征的遗传易感性是由多基因决定的，其中 *HLA-B51* 基因被认为与疾病的发生发展最为密切，而其他基因，如 *HLA-B51* 等位基因（*HLA-B15*、*HLA-B27*、*HLA-B57*、*HLA-B26* 等）或非 *HLA-B51* 基因，也被认为与疾病的发生风险和严重程度有关（Takeuchi et al，2017）。

某些微生物的感染，如链球菌、单纯疱疹病毒等，被认为是异常免疫反应的触发因素，从而导致了 T 细胞及其亚群的活化以及体液免疫的激活等。

在白塞综合征累及血管系统时，内皮功能异常是其特征性表现，表现为内皮依赖性流量介导性血管扩张减弱和内皮细胞抗凝功能受损，而血液成分功能的改变，如抗凝血酶 C 减少、中性粒细胞活化等也是该疾病血管系统受累的病理生理机制之一。

组织病理学表现为破碎性、闭塞性血管炎伴有管周坏死白细胞浸润和静脉血栓形成，镜下病变以侵蚀小动脉、小静脉及微血管为主（Ereklioglu，2005）。

6.2 临床表现及病变特点

白塞综合征的大多数临床表现都被认为是由微血管炎所致,包括口腔阿弗他溃疡(最常见)、生殖器溃疡(最特异性的改变)、皮肤、神经、胃肠道等在内的多系统病变,临床上近 1/4 的白塞综合征患者有血管受累,其中 1/3 的患者首发临床表现是血管受累所致。病变累及动脉系统与静脉系统的比例约为1∶4,与其他血管炎相比,肾脏病变和周围神经系统受累较为罕见。

血管受累是白塞综合征患者发生严重并发症和死亡的主要原因之一,按照不同血管受累概率的大小,依次为腹主动脉、肺动脉、髂股动脉、腘动脉、颈动脉;而脑动脉、冠状动脉和肾动脉不常受累(Genadi et al, 2017)。病变类型可大体分为管腔闭塞 / 狭窄病变、血管瘤样病变,相应的临床症状主要为急性 / 慢性肢体缺血,动脉瘤血栓形成 / 破裂,或者卒中等;其中动脉瘤破裂是血管白塞综合征最常见的死因,尤其是病变造成肺动脉瘤的死亡率极高(Anton et al, 2019)。

血栓形成等静脉病变比动脉受累更常见,而且常常是白塞综合征的早期特征。除了较常见的浅、深静脉血栓形成外,上、下腔静脉阻塞、BCS、硬脑膜窦血栓形成和其他静脉阻塞性病变也可发生。

Calamia 等(2011)提出了白塞综合征的血管病变类型(表 6-1)。

表 6-1 白塞综合征血管病变类型及临床表现

病变类型	临床表现
系统性动脉炎 (systemic arterial vasculitis)	动脉瘤 / 假性动脉瘤(aneurysms) 狭窄 / 闭塞(stenoses/occlusions)
肺动脉炎 (pulmonary arterial vasculitis)	动脉瘤 / 假性动脉瘤(aneurysms) 狭窄 / 闭塞(stenoses/occlusions)
静脉闭塞性病变 (venous occlusions)	浅静脉血栓形成(superficial venous thrombosis) 深静脉血栓形成(deep venous thrombosis) 脑静脉血栓形成(cerebral venous thrombosis) 巴德 – 基亚里综合征(Budd - Chiari syndrome) 门静脉血栓形成(portal vein thrombosis) 右心室血栓(right ventricular thrombosis) 肺栓塞(pulmonary emboli)
静脉曲张病变(varices)	静脉曲张(varices)

6.3　诊断

目前尚无对是白塞综合征具有诊断意义的实验室检查方法,目前较为公认的诊断方法是由国际研究小组(International Study Group, ISG)提出的诊断标准(International Study Group for Behcet's Disease, 1990):患者存在复发性口腔阿弗他溃疡(一年至少 3 次)且合并以下 2 个及以上的临床特征时,可诊断为白塞综合征。①复发性生殖器溃疡(阿弗他活动性溃疡或瘢痕);②眼部病变(包括前葡萄膜炎或后葡萄膜炎、玻璃体内细胞、视网膜血管炎);③皮肤病变(痤疮样结节、结节性红斑、假性毛囊炎、丘脓疱疹);④变态反应性试验阳性。

6.4　外科治疗

外科治疗是白塞综合征血管病变的有效治疗手段之一,与最佳药物治疗方案配合可以达到较满意的效果,但是,此类患者合并动脉滋养血管的炎性闭塞,导致中膜增厚以及弹性纤维撕裂,因此外科治疗的并发症以及术后新发病损要引起足够重视。其中最常见的并发症是吻合口或穿刺点、支架两端假性动脉瘤的形成,因此宜在疾病的非炎症活动期进行外科干预,临床上评估患者是否处于活动期主要是通过炎性症状体征、ESR 和 CRP 水平,对此,围手术期激素和免疫抑制剂的使用十分重要(Hatemi et al, 2018)。

6.4.1　动脉系统病变

从患者满足白塞综合征的诊断标准到有临床意义的动脉系统受累,平均间隔时间为 5 年。白塞综合征累及动脉系统主要表现为动脉瘤、动脉瘤样扩张、假性动脉瘤等,以下统称为动脉瘤样病变,也可表现为管腔的狭窄或闭塞。

1. 主动脉瘤样病变　白塞综合征主动脉瘤样病变最常发生于腹主动脉,不同于动脉粥样硬化相关病变,治疗指征主要取决于瘤体直径和增长速度,白塞综合征患者的动脉瘤破裂风险高,因此应该相对积极地处理。无论是传统的手术开放治疗还是腔内治疗,均不乏成功的病例。

对于发生在腹主动脉的假性动脉瘤,瘤体破口的位置往往决定了外科治疗的方式以及治疗效果,如累及肾动脉开口的假性动脉瘤,采取瘤腔内低温冰盐水灌注肾保护液,行腹主动脉瘤切除人工血管置换,肾动脉、腹腔干动脉和肠系膜上动脉序贯重建术(图 6-1),手术的关键是吻合口的处理,尽可能地选择远离炎症累及的节段进行吻合,以防止吻合口假性动脉瘤的发生(沈晨阳,2012)。

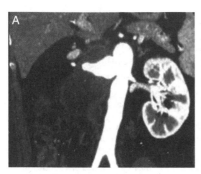
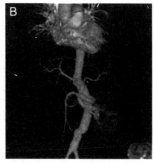

图 6-1　肾动脉、腹腔干动脉和肠系膜上动脉序贯重建术术后造影

患者,男性,29 岁,因"右侧腰腹部及右下肢疼痛 15d,加重 10d"入院。术前 CT 检查腹主动脉瘤,肠系膜上动脉起始段动脉瘤,右肾动脉根部动脉瘤破裂,合并假性动脉瘤形成(A);患者在冰盐水灌注内脏动脉保护下行腹主动脉瘤切除,人工血管置换,腹腔干动脉、肠系膜上动脉和左肾动脉重建术,术后 CT 血管造影可见重建血管通畅(B)。

如果采用腔内覆膜支架植入术的方法,同样需要注意支架两端假性动脉瘤复发风险,为此,对于累及腹主动脉下端的病例,可以选择单支腹主动脉覆膜支架进行瘤体隔绝术,尽量使支架两段远离瘤体破口,支架释放后锚定在正常血管壁上,同时进行左髂动脉栓塞术,并同期行股 - 股动脉人工血管转流术(图 6-2)。腔内治疗的穿刺部位假性动脉瘤形成也较为常见,注意术后穿刺点的压迫或者使用闭合器。

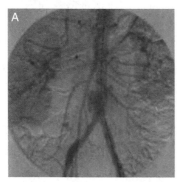
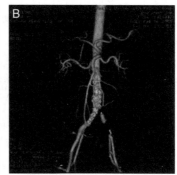

图 6-2　左髂动脉封堵术及股 - 股动脉人工血管转流术术后造影

患者,男性,47 岁,因"腰痛伴双下肢放射性疼痛 2 个月"入院。术前血管造影示腹主动脉下段假性动脉瘤(A);经股动脉切开行单支腹主动脉覆膜支架植入瘤体隔绝术,同时行左髂动脉封堵术及股 - 股动脉人工血管转流术,术后 CT 血管造影可见重建血管通畅(B)。

2. 肺动脉瘤样病变 肺动脉瘤是白塞综合征凶险的病变之一,免疫抑制剂是主要的治疗方式;对于巨大的,危及生命的肺动脉瘤,可以选择外科治疗的方式,但是手术风险较高(Hamuryudan et al,2004)。外科治疗方式主要包括受累肺段、肺叶切除术、动脉瘤直接切除缝合以及腔内血管重建治疗,经肝肺动脉瘤内氰基丙烯酸异丁酯注射及弹簧圈封堵等治疗方式也有报道。此类型患者多合并静脉血栓形成,预后也较差。

3. 周围动脉瘤样病变 据报道,2.2%~18% 的白塞综合征患者存在外周动脉受累,对于累及外周动脉所造成的动脉瘤样病变,用覆膜支架型人工血管进行血管腔内封堵可以取得满意的近期疗效,但如果支架近、远端的动脉壁仍有炎性反应,支架末端仍有发生假性动脉瘤的可能。有报道显示,对于白塞综合征外周动脉瘤样病变使用支架植入等腔内治疗,术后 2 年通畅率可达 89%。值得注意的是,对于下肢动脉瘤样病变的患者,即使出现术后支架内狭窄甚至完全闭塞,也不会引起严重的肢体缺血症状,因此结合远端侧支循环等综合情况,对部分外周动脉瘤样病变可进行直接行结扎处理。此外,使用同种异体移植物搭桥术、原位血管置换术等也可以是有效的外科治疗手段(Tuzun et al,2012)。

综上所述,白塞综合征动脉瘤样病变的外科处理指征如下(沈晨阳,2012):

(1)绝对指征:①假性动脉瘤;②动脉瘤破裂、出血;③瘤体直径≥5cm;④非炎症急性期(ESR、CRP 水平正常);⑤无手术禁忌。

(2)相对指征:①真性动脉瘤(瘤体直径 <5cm);②动脉瘤样扩张;③口服糖皮质激素或免疫抑制剂,ESR 及 CRP 可控制在正常值范围内。

在治疗方法上,无论是动脉旁路移植还是腔内治疗,吻合口或锚定区一定要尽量选择在远离病变部位的正常血管上(距离受累节段远端至少 2cm),避免发生吻合口或支架两段的假性动脉瘤。对腹主动脉假性动脉瘤进行腔内治疗时,覆膜支架口径的选择应比靶血管直径大 10%,且应避免用带倒刺的支架,尽量减少对血管壁的损伤(沈晨阳,2012)。

在围术期的管理上,免疫抑制剂的使用越来越受到关注,其中最为常用的是类固醇激素,还包括咪唑硫嘌呤、秋水仙碱等;无论是腔内还是开放治疗,应该在术前就参考炎症指标来积极控制病情活动,通过对术前术后 ESR 的监测、评估炎症活动,能够有效降低手术并发症的出现(Kim et al,2014)。

对于开放性手术来说,可以通过使用 ePTFE 等人工材料补片、网膜包埋、残余动脉瘤壁包裹远、近端吻合口等方式来预防吻合口假性动脉瘤的出现。

4. 动脉狭窄 / 闭塞性病变 狭窄 / 闭塞型病变最常累及股动脉,而远端肢体动脉、冠状动脉、内脏动脉如肠系膜上动脉等也可被累及。对于这部分患者,极少会出现严重的肢体缺血症状,因此对于无症状的动脉狭窄、闭塞患者,药物治疗是首选方案,如环磷酰胺、泼尼松、强效免疫抑制剂治疗。有症状的患者,原则上可以积极行外科手术或腔内血管重建,改善缺血状态,术后药物治疗方面,抗炎及免疫抑制药物与抗凝、抗血小板聚集类药物同样重要。

6.4.2　静脉系统病变

白塞综合征患者的静脉系统病变远比动脉病变常见,表现为静脉血栓形成,主要包括血栓性静脉炎和深静脉血栓形成,且病情易反复,约有 34% 的患者会出现静脉血栓形成复发。预防白塞综合征中静脉血栓形成事件的方法是控制全身性炎症,而不是开始初始抗凝治疗。然而,如果已经发生静脉血栓形成事件,除口服糖皮质激素和 / 或免疫抑制剂外,仍需严格行抗凝治疗。对于合并浅静脉炎的患者,治疗重点往往在于控制炎症活动,如果症状严重应给予抗凝加扩血管治疗。

白塞综合征导致的下肢深静脉血栓生成可以延伸至上、下腔静脉,对于这部分患者可行外科手术治疗,如病变进展致白塞综合征的患者可以行根治手术,对于腔静脉通畅的患者可行经颈静脉肝内腔静脉支架分流术(transjugular interhepatic portosystemicstent–shunt, TIPS),严重的门、腔静脉血栓形成可以行局部灌注尿激酶、组织纤溶酶原激活剂(tPA)等溶栓治疗。

（滕乐群　房　杰　沈晨阳）

参考文献

陈孝平,汪建平,2013.外科学.北京:人民卫生出版社.

沈晨阳,何长顺,潘浩,等.2012.血管白塞综合征的诊断及外科治疗.中华外科杂志.50（3）:230–233.

ANDROUDI S, 2006. Current concepts in the etiology and treatment of Behcet disease. Surv Ophthalmol, 51（2）: 174; author reply 174–177.

ANTON N S, 2019. Rutherford's vascular surgery and endovascular therapy, ninth edition. Philadelphia, PA : Elsevier.

CALAMIA K T, SCHIRMER M, MELIKOGLU M, 2011. Major vessel involvement in Behcet's disease: an update. Curr Opin Rheumatol, 23（1）: 24–31.

GENADI G, 2017. Surgical treatment of Angio–Behcet//Muzeyyen G, Selda P K. Behcet's disease. London: Intech Open.

HAMURYUDAN V, ER T, SEYAHI E, et al, 2004. Pulmonary artery aneurysms in Behcet syndrome. Am J Med, 117（11）: 867.

HATEMI G, CHRISTENSEN R, BANG D, et al, 2018. 2018 update of the EULAR recommendations for the management of Behcet's syndrome. Ann Rheum Dis, 77（6）: 808–818.

International Study Group for Behcet's Disease, 1990. Criteria for diagnosis of Behcet's disease. Lancet, 335（8697）: 1078.

KIM S W, LEE D Y, KIM M D, et al, 2014. Outcomes of endovascular treatment for aortic pseudoaneurysm in Behcet's disease. J Vasc Surg, 59（3）: 608–614.

MAHR A, MALDINI C, 2014. Epidemiology of Behcet's disease. Rev Med Interne, 35（2）: 81–89.

TAKEUCHI M, MIZUKI N, MEGURO A, et al, 2017. Dense genotyping of immune–related loci implicates host responses to microbial exposure in Behcet's disease susceptibility. Nat Genet, 49（3）: 438–443.

TUZUN H, SEYAHI E, ARSLAN C, et al, 2012. Management and prognosis of nonpulmonary large arterial disease in patients with Behcet disease. J Vasc Surg, 55（1）: 157–163.

7　血栓闭塞性脉管炎

血栓闭塞性脉管炎（thromboangitis obliterans, TAO）是一种非动脉粥样硬化，呈间断发作性、急性节段性、炎症性、血栓闭塞和非破坏性血管导致坏疽和组织的未知来源的疾病，也是影响上下肢，累及中小型动静脉的非动脉粥样硬化性炎症性血管疾病。TAO 具有自限性，炎症过程是间歇性的，静止期持续数周、数月或数年。临床标准包括：年龄在 45 岁以下，有现在或近期吸烟史；远端肢体缺血表现包括间歇性跛行及静息痛，非侵入性血管检查所记录的缺血性溃疡或坏疽；排除已有的自身免疫性疾病，血液高凝状态和糖尿病；排除心源性动脉栓塞；动脉造影在患侧肢体及对侧肢体有一致表现。该疾病在世界范围内被发现，在所有外周动脉疾病中该病的患病率西欧较低，为 0.5%~5.6%，印度为 45%~63%，韩国和日本为 16%~66%，德系犹太人为 80%。

TAO 的病因未知，但烟草的接触或使用是疾病起始和进展的核心。如果患者吸烟，戒烟是必需的第一步治疗。

7.1　定义

TAO 是一种动脉和静脉节段性闭塞的炎症疾病，其特征是通过血栓形成及再通对血管产生影响（Buerger, 1908, 1924）。它是影响上肢和下肢（Olin et al, 1990）中小型动脉和静脉的一种非动脉粥样硬化性的炎症性疾病。

7.2　流行病学

TAO 在世界范围内均被发现，但在中远东的发病率较高（Lie, 1988）。1985 年日本该疾病的患病率估计为 5/10 万（Shionoya, 1994）。在所有外周动脉疾病中该病患病率西欧较低，为 0.5%~5.6%，印度为 45%~63%，韩国和日本为 16%~66%，德系犹太人为 80%（这些犹太人的祖先在中东以色列）。诊断标准的多样化是疾病发病率变化的原因之一（Cachovan, 1988; Matsushita et al, 1998）。但是虽然一直以来的报道认为这是经济较不发达地区常见的血管疾病，包括东南亚、中东、远东和东部欧洲国家；但是，新病例的发病率在美国上升,而西欧和日本的发病率在过去的几十年一直在下降。发病年龄通常发为 20~45 岁,虽然近年有报道发现,越来越多的病例发病年龄大于 50 岁,但追溯真实起病时间,仍在 45 岁前。

7.3　临床症状

TAO 发病好发于 20~45 岁,男性高发。缺血首先发生于上肢、下肢、手和足的远端小血管。在小血管病闭塞的情况下大动脉受累很少发生(Shionoya et al, 1978)。患者可能出现下肢的间歇性跛行,双手和上肢的疼痛。疼痛通常开始于四肢,但可以辐射到身体的中央部分。随着疾病的进展,会出现典型的小腿跛行,足趾静息终末端缺血性疼痛,足或手可能发生缺血性溃疡(Olin, 2000)。鉴于疾病可能累及不止一条肢体,建议对仅有一条肢体出现临床症状的患者进行双侧上下肢动脉造影检查(Shionoya, 1989),其他没有症状的肢体也可存在影像学上可见的异常。其他症状和体征还可能包括四肢、皮肤麻木和 / 或刺痛感、溃疡和坏疽、浅静脉血栓炎。雷诺现象约存在于 40% 的 TAO 患者中(Olin et al, 1990)。

虽然 TAO 较多累及手臂、手、腿和足的中小型的动静脉,但也有报道,在许多其他有血管床的器官中也会发生。有案例报告:脑和冠状动脉、主动脉、肠系膜血管,甚至多器官均可受累(Harten et al, 1996)。当 TAO 发生在其他不常见的器官,诊断依据只能是依靠组织病理检查来确定是否为急性期病变(Olin et al, 1990)。

TAO 与动脉硬化性闭塞症(arteriosclerosis obliterans, ASO)的鉴别诊断取决于临床疾病的表现。例如,如果主诉是慢性缺血征象(如跛行或非愈合性溃疡),就要分辨动脉硬化性闭塞症或糖尿病足(Olin and Shih, 2006),如果患者有血栓性静脉炎、肺癌和白塞综合征,应鉴别(Sato et al, 2006; Regina et al, 2010)。在中东和远东地区的 TAO 和白塞综合征是有区别的,白塞综合征血管的显著病变是静脉血栓形成。阿司匹林的抗血小板治疗在此类白塞综合征患者中无效(Regina et al, 2010; Hatemi et al, 2008)。此外,白塞综合征中受影响的动脉内部弹性层不完整,动脉造影可检测到微动脉瘤。其他影响中小型动脉壁的炎性疾病,如硬皮病或韦格纳肉芽肿也是在鉴别诊断中应该考虑的(Guiducci et al, 2007; Cocco and Gasparyan, 2010);与 TAO 不同,这些疾病往往涉及内脏血管,并被称为多器官疾病。胃肠道的 TAO 罕见,而且当肠道症状出现的时候(如狭窄或穿孔等),外周动脉疾病早已非常严重(Arkkila et al, 2001)。

最新的研究表明:TAO 是一种由于神经 – 血流 – 管壁(血管平滑肌)之

间的动态平衡被打破,导致血管持续痉挛,从而引起血液滞留形成炎性内容物及血栓,继发一系列后果的疾病。

7.4 诊断

7.4.1 诊断标准

由于 TAO 的外周缺血情况具有特异性及自限性,诊断标准应从临床角度讨论。现已经提出了 TAO 的几种不同诊断标准。

1. Shionoya 的诊断标准(1998)(Shionoya, 1998)

(1)吸烟史。

(2)发病年龄小于 50 岁。

(3)膝下动脉闭塞。

(4)手臂血管受累或游走性浅静脉炎。

(5)除了吸烟以外,没有动脉粥样硬化的危险因素。

2. Olin 的诊断标准(2000)(Olin, 2000)

(1)年龄小于 45 岁。

(2)有目前或近期烟草使用史。

(3)下肢远端缺血的存在:跛行,静息痛、缺血性溃疡或坏疽,经非侵入性血管检查证实。

(4)排除明确的自身免疫性疾病,血液高凝状态与糖尿病。

(5)超声心动图或动脉造影排除从近心端来源的栓子。

(6)临床症状上受累和非受累肢体动脉造影表现一致。

7.4.2 具体分型、分期

1. 分型是指血管形态学上的认识,将其分为 A、B、C、D 四型。

A 型:痉挛闭塞段为足踝区。

B 型:痉挛闭塞段为内收肌管到腘动脉 P3 段区域。

C 型:痉挛闭塞段为股浅动脉开口段区域。

D 型:痉挛闭塞段为髂动脉区域。

2. 分期是指血管病变的阶段

一期:痉挛期,无血栓形成。

二期:血栓期。

二期 I 类:急性期血栓形态成分以炎性细胞为主。

二期 II 类:亚急性期血栓形态成分以炎性细胞纤维细胞等成分为主。

二期Ⅲ类：慢性期血栓形态成分以纤维细胞为主。

三期：血管闭塞纤维坏死消融期。

7.4.3　诊断方法

不同于其他类型的血管炎，TAO 无特异性的实验室检查。在 TAO 患者急性期，ESR 和 CRP 水平是正常的（Olin et al, 1990）。

建议进行的实验室检查：包括完整的血细胞计数、肝功能检查、血清肌酐浓度的测定，血糖、ESR、抗核抗体、类风湿因子、CREST 的血清标志物（皮肤钙质沉着症、雷诺现象、指端硬化、毛细血管扩张综合征、硬皮病）、筛选高凝状态，以鉴别诊断其他原因的血管炎。推荐筛选抗磷脂抗体和同型半胱氨酸。

如果怀疑是近端来源的栓塞，经食管超声心动图和造影检查是必需的。血管造影检查结果应为：近端动脉血管正常，远端节段性闭塞病变严重。现代的影像诊断的方法，如 CT 和 MRI 不能对 TAO 进行诊断及鉴别诊断。在疑似腿部溃疡患者中，应进行艾伦测试以评估手和手指的循环（Allen，1929）。

艾伦测试：①手部升高，测试者被要求捏紧拳头约 30s；②压迫阻断尺、桡动脉；③抬高手臂，松开拳头，手指应该会出现脱皮现象（苍白可以在指甲观察）；④尺侧压力释放，5~15s 后颜色应恢复。艾伦测试的目的是测试是否存在异常循环。如果上面所描述的颜色恢复，艾伦测试为阴性。如果颜色不恢复，为阳性，即尺动脉供血不足，桡动脉供血不足，尺桡动脉之间的代偿能力不足。

7.5　鉴别诊断

TAO 是下肢和上肢的远端病变，这是此疾病与动脉粥样硬化的区别。在系统性血管炎中血管壁平滑肌细胞的破坏远远大于 TAO（Olin and Lie，1996）。

在年轻吸烟者中艾伦测试（Cachovan，1998；Olin and Lie，1992）阳性，而且出现腿部溃疡，就高度提示为 TAO。这些试验表明上肢和下肢的小血管病变的存在。当然还是要与手的其他类型的小血管闭塞性疾病相区别，如硬皮病、CREST 综合征、重复创伤、栓子、高凝状态和血管炎等。

7.6　病因

TAO 与烟草使用相关（Olin，1990）。烟草的使用或暴露在疾病的发生和发展中起到重要的作用。Ader 等（1983）通过使用胸苷掺入抗原测定法，显示相比动脉硬化闭塞症患者或健康男性，TAO 患者的细胞对 I 型和 III 型胶原的敏感性更高。deMoerloose 等（1979）发现，HLA–B12 抗原频谱在 TAO 患者显著减少（实验组 2.2% *vs.* 对照组 28%）。类似于其他自身免疫性疾病，TAO 可能有直接"致病"基因的遗传易感性突变。大多数研究者认为，TAO 是一种免疫介导的动脉内膜炎。最近的免疫细胞化学研究表明，TAO 血管壁有线性沉积的免疫球蛋白和补体因子沿弹力层分布（Kobayashi et al, 1999），但启动抗原还没有被发现。同时，高同型半胱氨酸血症在 TAO 发病机制中扮演了什么角色（Diehm and Stammler, 2001）导致血栓形成的情况（如抗磷脂综合征），及其与 TAO 的关系，也是值得关注的（Adar et al, 2000）。TAO 外周内皮依赖性血管舒张功能受损，而非内皮性的血管扩张功能完好（Makita et al, 1996）。

7.7 组织病理学

TAO 的临床标准虽然十分明确，但组织病理学的研究结果却未达成共识（Kurata et al, 2000），这使得下肢动脉硬化闭塞症与 TAO 难以在组织病理学上得到区别。TAO 在不同阶段有不同的病理表现（Olin, 1990），急性期的疾病诊断中最常见的是浅表血栓性静脉炎血管段的活检（Olin, 2000），其他疾病阶段包括中膜（亚急性）和内膜（慢性）阶段，也已有组织病理学描述。

急性期病变表现为血管闭塞，细胞聚集，炎症性血栓及炎症反应少的血管壁。多核白细胞和多核巨细胞也可能存在。当 TAO 发生在不常见的地方，急性期病变的诊断只能依靠病变部位的组织病理检查来确定。在中期进展阶段可影响动脉血栓和静脉血栓形成。当在血管中发现机化的血栓和血管壁纤维化，才被认为是疾病的终末期（Leu, 1975; Lie, 1990; Shionoya et al, 1995）。

7.8 血栓闭塞性脉管炎的生理特点

中动脉平滑肌、神经和血流动力学之间的关系如下：

血管内膜和血管外膜对血管弹性的贡献相对血管中膜较小，可以忽略。将血管中膜分为内外两层，均由平滑肌连接而成的弹簧结构组成，其中内层受血压调控，外层直接受神经调控弹性模量发生变化。假设两层血管均满足胡克定律，且内外层泊松比相同。

考虑到两层的结构和相互作用方式，使用二维极坐标进行分析，根据弹性力学理论，内层应力表示为：

$$\sigma_\rho = \frac{A}{\rho^2} + 2C, \quad \sigma_\varphi = -\frac{A}{\rho^2} + 2C, \quad a < \rho < b$$

其中，σ_ρ 为径向应力，σ_φ 为环向应力，ρ 为径向坐标，a 为内层内径，b 为内层外径，A 和 C 为待定常数。

相应，外层应力表示为：

$$\sigma'_\rho = \frac{A'}{\rho^2} + 2C', \quad \sigma'_\varphi = -\frac{A'}{\rho^2} + 2C', \quad b < \rho < c$$

为了确定四个待定常数，需要四个边界条件，分别为：

（1）内层内压为 p

$$(\sigma_\rho)_{\rho=a} = -p \Rightarrow \frac{A}{a^2} + 2C = -p$$

（2）外层外压为 0

$$(\sigma'_\rho)_{\rho=c} = 0 \Rightarrow \frac{A'}{c^2} + 2C' = 0$$

（3）内外层界面径向应力相等

$$(\sigma_\rho)_{\rho=b} = (\sigma'_\rho)_{\rho=b} \Rightarrow \frac{A}{b^2} + 2C = \frac{A'}{b^2} + 2C'$$

（4）内外层界面径向应变相等

$$(u_\rho)_{\rho=b} = (u'_\rho)_{\rho=b} \Rightarrow \frac{2Cb(1-2\mu) - \dfrac{A}{b}}{E} = \frac{2C'b(1-2\mu) - \dfrac{A'}{b}}{E'}$$

求解得：

$$\sigma_\rho = \frac{-(2-2\mu)a^2 - (1-2\mu)\left(\dfrac{E'}{E} - 1\right)a^2\dfrac{b^2}{\rho^2} + \left[1+(1-2\mu)\dfrac{E'}{E}\right]a^2\dfrac{c^2}{\rho^2}}{(2-2\mu)a^2 + (1-2\mu)\left(\dfrac{E'}{E} - 1\right)b^2 - \left[1+(1-2\mu)\dfrac{E'}{E}\right]c^2} \cdot p$$

$$\sigma_\varphi = \frac{-(2-2\mu)a^2 + (1-2\mu)\left(\dfrac{E'}{E} - 1\right)a^2\dfrac{b^2}{\rho^2} - \left[1+(1-2\mu)\dfrac{E'}{E}\right]a^2\dfrac{c^2}{\rho^2}}{(2-2\mu)a^2 + (1-2\mu)\left(\dfrac{E'}{E} - 1\right)b^2 - \left[1+(1-2\mu)\dfrac{E'}{E}\right]c^2} \cdot p$$

$$\sigma'_\rho = \frac{\left[1+(1-2\mu)\dfrac{E'}{E}\right]a^2\left(\dfrac{c^2}{\rho^2} - 1\right)}{(2-2\mu)a^2 + (1-2\mu)\left(\dfrac{E'}{E} - 1\right)b^2 - \left[1+(1-2\mu)\dfrac{E'}{E}\right]c^2} \cdot p$$

$$\sigma'_\varphi = \frac{\left[1+(1-2\mu)\dfrac{E'}{E}\right]a^2\left(-\dfrac{c^2}{\rho^2} - 1\right)}{(2-2\mu)a^2 + (1-2\mu)\left(\dfrac{E'}{E} - 1\right)b^2 - \left[1+(1-2\mu)\dfrac{E'}{E}\right]c^2} \cdot p$$

经典的血管张开角试验证明,血管中存在残余应力,在生理状态下,神经的调节在维持血管力平衡方面起着重要作用。上式中 p 和 E' 为变量,在血流冲击下,血管中膜内层内侧所受的 p 发生变化,从式中可以看出,内层应力随之变化并传递到外层使得外层应力也发生变化。外层的应力变化传递神经反馈,神经反馈兴奋让电传导外层细胞,使 E' 的值发生改变,反过来影响外层应力进而通过传递来改变内层应力使两层应力达到平衡。

在此模型中,我们将血管简化为神经支配层和非神经支配层两个簧状管套叠,建立了两层的应力分布方程,通过神经调节改变 E' 的值来平衡血流变化 p 带来的应力变化,即保留了脉冲血流的能量,又使得血管应力维持在一个稳定的状态下,从而减小血管的损坏。

TAO 由于种种原因导致平滑肌细胞功能受损,使得其对相关区域的神经反馈持续不断,受损节段相邻正常的血管在神经持续作用下痉挛收缩,痉挛远端形成血栓,再远端则是休眠血管。

7.9 治疗

对 TAO 有效的治疗方法是戒烟。因此,患者确诊为 TAO 后需马上戒烟,以阻止疾病的发展,避免截肢(Olin, 1990; Shionoya, 1983)。由于 TAO 严重影响生活质量,早期治疗也很重要(Ohta, 2004)。即使每天吸烟 1~2 支或使用无烟烟草(咀嚼烟草或使用含尼古丁的贴剂)也会使疾病处于活动期(Joyce, 1990; Lie, 1988)。如果没有坏疽,当患者停止吸烟后,往往可以避免截肢。继续吸烟的患者则有手指和足趾的截肢危险。医师必须反复教育患者,使其停止所有烟草产品的使用。

尽管戒烟和 TAO 的临床表现的好转之间有很强的相关性,但当患者完全停止使用烟草后,仍可能会有跛行、雷诺现象等症状(Olin, 1990)。

支持性护理应本着最大限度地提高患肢的血液供应为原则。应注意避免热、化学或机械损伤,特别是鞋子或足趾小手术,以及真菌感染。应避免接触引起血管收缩的感冒药及其他药物。

尽管炎症在发病机制中有明显的作用,但对于 TAO 而言,抗炎剂,如类固醇,并没有被证明是有益的。静脉注射伊洛前列素(前列腺素类似物)结果表明,这种药物在疼痛缓解,组织营养改善和促进愈合上优于阿司匹林,并降低了截肢的风险(Fiessinger and Shafer, 1990)。虽然阿司匹林往往被认为是治疗 TAO 经典药物,但鲜有和其他口服给药的抗凝血药进行过对照研究。经试验证明,动脉内链激酶溶栓的应用,使得一些患者的坏疽或先兆坏疽病变的足或足趾避免了截肢(Hussein and el Dorri, 1993)。

对于 TAO 患者的动脉血运重建术通常不是很成功,主要由于血管弥漫性节段性受累和病变常发生在远端(Olin,1990)。由于移植失败率高,远端动脉旁路手术治疗的也有争议(Sasajima et al,1997)。但是,如果患者有严重的缺血且远端有靶血管,也可考虑行自体血管为移植物的旁路手术(Inada et al,1974;Sayin et al,1993;Watarida et al,2002)。

交感神经切除术可以降低 TAO 患者动脉痉挛。腔镜下行交感神经切除术也一直被使用(Lau and Cheng,1997;Chander et al,2004)。此手术在 TAO 治疗中可以短期缓解疼痛,促进溃疡愈合,但长期的获益没有被确认(Chander et al,2004)。脊髓血管刺激因子和血管内皮生长因子基因治疗已在 TAO 患者中被试验性使用,有一定应用前景(Isner et al,1998;Swigris et al,1999)。

腔内射频治疗 TAO 是近 5 年出现的新治疗方法,3 年的结果有效率达82%(Tang et al,2017)。到目前为止,TAO 的手术治疗方法为以下几种。

7.9.1　物理打通

除三期的血管闭塞为纤维索的患者外,余期的患者血管均可依照血管解剖走行予以通过导丝。TAO 的血管壁三层结构完整,导丝进入内膜下的概率极低。故在导丝前进遇到阻碍时,可用导丝成襻技术,通过阻碍点。

TAO 在闭塞起始点下,存在长段的休眠血管。但由于有侧支循环的存在,休眠血管中由于血流动力学停滞而导致的血栓成分,与闭塞起始和终末段因炎症痉挛形成的血栓成分截然不同。

TAO 的球囊扩张,要求"oversize"使用,而且是一次成形,而不是动脉硬化闭塞症中的压力梯度扩张。其理由是基于血管壁三层结构完整,可均匀承受球囊的大压力,扩大管腔后释放,可以在管壁区形成震荡,使得血栓从管壁上脱离,有利于下一步的处理。

7.9.2　有效减容

有效减容是治疗 TAO 二期以上的必备步骤。清除血栓是即时通畅和远期通畅的基础保障。根据血栓的性质和成分,最合适的减容装置为准分子激光,其可以完全降解血栓中弹力和胶原纤维。其余的减容装置效果相当。切开取栓的技术要求较高,需在血栓充分脱离管壁后,用小尺寸的取栓球囊拉出血栓,拉出血栓的同时要避免损伤血管内膜。

7.9.3　射频解痉

射频消融血管壁的交感支,目前可以在临床使用的是心内科治疗心房纤颤的消融导管,功率为 8W,温度为 55℃,一次射频消融时间为 5s。在使用冷盐水射频导管时,功率可以上调为 10W,时间为 5s,但可以在同一部位叠加消融 2~3 次。消融时观察阻抗下降的程度,从阻抗下降 8%~10% 为有效消融点。

消融点的选择有两种:一种为解剖定位法。大量的血管神经解剖证明,髂内、外动脉分叉处,股深、浅动脉交叉处,内收肌管处,胫腓干处,胫前、后动脉踝段交感支束密集处消融。另一种为术中诱发血管痉挛时,在痉挛处进行消融。诱发痉挛可以用冷水刺激法,更为精确的是用电位诱导法来实施。

在消融射频结束后,可以在原闭塞处即痉挛处用药物涂层球囊进行处理,以达到利用化疗药物进一步杀死神经支细胞的效果,增强其远期通畅率。

（汤敬东）

参考文献

ADAR R, PAPA MZ, HALPERN Z, et al, 1983. Cellular sensitivity to collagen in thromboangiitis obliterans. N Engl J Med, 309 (14): 857–858.

ADAR R, PAPA M Z, SCHNEIDERMAN J. 2000. Thromboangiitis obliterans: an old disease in need of a new look. Int J Cardiol. 75 Suppl 1: S167–170; discussion S171–173.

ALLEN E V, 1929. Thromboangiitis obliterans: methds of diagnosis of chronic occlusive arterial lesions distal to the wrist with illustrative cases. Am J Med Sci, 178: 237–244.

ARKKILA P E, KAHRI A, FÄRKKILÄ M, 2001. Intestinal type of thromboangiitis obliterans (Buerger disease) preceding symptoms of severe peripheral arterial disease. Scand J Gastroenterol, 36 (6): 669–672.

BUERGER L, 1908. Thrombo-angiitis obliterans: a study of the vascular lesions leading to presenile spontaneous gangrene. Am J Med Sci, 337 (4): 274–284.

BUERGER L, 1924. The circulatory disturbance of the extremities: including gangrene, vasomotor and trophic disorders Philadelphia, Saunders.

CACHOVAN M, 1988. Epidemiologic und geographisches Verteilungsmuster der Thromboangiitis obliterans//HEIDRICH H S. Thromboangiitis obliterans Morbus Winiwarter-Buerger. Stuttgart: Georg Thieme: 31–36.

CHANDER J, SINGH L, LAL P, et al, 2004. Retroperitoneoscopic lumbar sympathectomy for buerger's disease: a novel technique. JSLS, 8 (3): 291–296.

COCCO G, GASPARYAN A Y, 2010. Myocardial ischemia in Wegener's granulomatosis: coronary atherosclerosis versus vasculitis. Open Cardiovasc Med J, 4: 57–62.

DE MOERLOOSE P, JEANNET M, MIRIMANOFF P, et al, 1979. Evidence for an HLA-linked resistance gene in Buerger's disease. Tissue Antigens, 14 (2): 169–173.

DIEHM C, STAMMLER F, 2001. Thromboangiitis obliterans (Buerger's disease). N Engl J Med,

344：230-231.

DONATELLI F, TRIGGIANI M, NASCIMBENE S, et al, 1997. Thromboangiitis obliterans of coronary and internal thoracic arteries in a young woman. J Thorac Cardiovasc Surg, 113（4）：800-802.

FIESSINGER J N, SCHäFER M, 1990. Trial of iloprost versus aspirin treatment for critical limb ischaemia of thromboangiitis obliterans：the TAO Study. Lancet, 335（8689）：555-557.

GUIDUCCI S, GIACOMELLI R, CERINIC M M, 2007. Vascular complications of scleroderma. Autoimmun Rev, 6（8）：520-523.

HARTEN P, MÜLLER-HUELSBECK S, REGENSBURGER D, et al, 1996. Multiple organ manifestations in thromboangiitis obliterans（Buerger's disease）：a case report. Angiology, 47（4）：419-425.

HATEMI G, SILMAN A, BANG D, et al, 2008. EULAR recommendations for the management of Behçet disease. Ann Rheum Dis, 67（12）：1656-1662.

HUSSEIN E A, EL DORRI A, 1993. Intra-arterial streptokinase as adjuvant therapy for complicated Buerger's disease：early trials. Int Surg, 78（1）：54-58.

INADA K, IWASHIMA Y, OKADA A, et al, 1974. Nonatherosclerotic segmental arterial occlusion of the extremity. Arch Surg, 108（5）：663-667.

ISNER J M, BAUMGARTNER I, RAUH G, et al, 1998. Treatment of thromboangiitis obliterans（Buerger's disease）by intramuscular gene transfer of vascular endothelial growth factor：preliminary clinical results. J Vasc Surg, 28（6）：964-973；discussion 73-75.

JOYCE J W, 1990. Buerger's disease（Thromboangiitisobliterans）. Rheum Dis Clin North Am, 16：463-470.

KOBAYASHI M, ITO M, NAKAGAWA A, et al, 1999. Immunohistochemical analysis of arterial wall cellular infiltration in Buerger's disease（endarteritis obliterans）. J Vasc Surg, 29（3）：451-458.

KURATA A, FRANKE F E, MACHINAMI R, et al, 2000. Thromboangiitis obliterans：classic and new morphological features. Virchows Arch, 436（1）：59-67.

KURATA A, NONAKA T, ARIMURA Y, et al, 2003. Multiple ulcers with perforation of the small intestine in buerger's disease：a case report. Gastroenterology, 125（3）：911-916.

LAU H, CHENG S W, 1997. Buerger's disease in Hong Kong：a review of 89 cases. Aust N Z J Surg, 67（5）：264-269.

LEU H J, 1975. Early inflammatory changes in thromboangiitisobliterans. Pathol Microbiol（Basel）, 43：151-156.

LIE J T, 1988. Thromboangiitis obliterans（Buerger's disease）and smokeless tobacco. Arthritis Rheum, 30（9）：812-813.

LIE J T, 1990. Diagnostic histopathology of major systemic and pulmonary vasculitic syndromes. Rheum Dis Clin North Am, 16（2）：269-292.

LIE J T, 1989. The rise and fall and resurgence of thromboangiitis obliterans（Buerger's disease）. Acta Pathol Jpn, 39（3）：153-158.

LIE J T, 1988. Thromboangiitis obliterans (Buerger's disease) revisited. Pathol Annu, 2 (9) : 257–291.

MAKITA S, NAKAMURA M, MURAKAMI H, et al, 1996. Impaired endothelium-dependent vasorelaxation in peripheral vasculature of patients with thromboangiitis obliterans (Buerger's disease). Circulation, 94 (9 Suppl): II 211–215.

MATSUSHITA M, NISHIKIMI N, SAKURAI T, et al, 1998. Decrease in prevalence of Buerger's disease in Japan. Surgery, 124 (3): 498–502.

OHTA T, 2004. Clinical and social consequences of Buerger disease, J Vasc Surg, 39 (1) : 176–180.

OLIN J M, LIE J T, 1992. Thromboangiitisobliterans (Buerger's disease)// COOKE J P, FROHLICH E D. Current management of hypertensive and vascular diseases. St Louis: Mosby-Year Book: 265–271.

OLIN J W, LIE J T, 1996. Thromboangiitisobliterans (Buerger's disease)// LOSCALZO J, CREAGER M A, DZAU V J. Vascular medicine. 2nd ed. Boston: Little Brown: 1033–1049.

OLIN J W, SHIH A, 2006. Thromboangiitis obliterans (Buerger's disease). Curr Opin Rheumatol, 18: 18–24

OLIN J W, YOUNG J R, GRAOR R A, et al, 1990. The changing clinical spectrum of thromboangiitis obliterans (Buerger's disease). Circulation, 82 (5 Suppl): IV3–8.

OLIN J W, 2000. Thromboangiitis obliterans (Buerger's disease). N Engl J Med, 2 (3) : 864–869.

REGINA M L, GASPARYAN A Y, ORLANDINI F, et al, 2010. Behçet's disease as a model of venous thrombosis. Open Cardiovasc Med J, 4 (1): 71–77.

SASAJIMA T, KUBO Y, INABA M, et al, 1997. Role of infrainguinal bypass in Buerger's disease: an eighteen-year experience. Eur J Vasc Endovasc Surg, 13 (2): 186–192.

SATO T, TSUJINO I, IKEDA D, et al, 2006. Trousseau's syndrome associated with tissue factor produced by pulmonary adenocarcinoma. Thorax, 61 (11): 1009–1010.

SAYIN A, BOZKURT A K, TüZüN H, et al, 1993. Surgical treatment of Buerger's disease: experience with 216 patients. Cardiovasc Surg, 1 (4): 377–380.

SHIONOYA S, BAN I, NAKATA Y, et al, 1978. Involvement of the iliac artery in Buerger's disease (pathogenesis and arterial reconstruction). J Cardiovasc Surg (Torino), 19 (1) : 69–76.

SHIONOYA S, LEU H J, LIE J T, 1995. Buerger's disease (Thromboangiitis obliterans)// STEHBENS W E, LIE J T. Vascular pathology. London: Chapman & Hall Medical, 5 (6) : 657–678.

SHIONOYA S, 1989. Buerger's disease (thromboangiitis obliterans)// RUTHERFORD R B. Vascular surgery. 3rd ed. Philadelphia: W B Saunders, 16 (2): 207–217.

SHIONOYA S, 1994. Buerger's disease (thromboangiitis obliterans)// RUTHERFORD R B. Vascular Surgery. 4th ed. Philadelphia: WB Saunders, 17 (4): 235–245.

SHIONOYA S, 1983. What is the Buerger's disease? World J Surg, 7: 544–551.

SHIONOYA S, 1998. Diagnostic criteria of Buerger's disease. Int J Cardiol, 66 Suppl 1: S243–245; discussion S247.

SWIGRIS J J, OLIN J W, MEKHAIL N A, 1999. Implantable spinal cord stimulator to treat the ischemic manifestations of thromboangiitis obliterans (Buerger's disease). J Vasc Surg, 29 (5): 928–935.

TANG J, GAN S, ZHENG M, et al, 2017. Efficacy of endovascular radiofrequency ablation for thromboangiitis obliterans (Buerger's disease). Ann Vasc Surg, 42: 78–83.

WATARIDA S, SHIRAISHI S, FUJIMURA M, et al, 2002. Laparoscopic lumbar sympathectomy for lower–limb disease. Surg Endosc, 16 (3): 500–503.

WILLIAMS G, 1969. Recent views on Buerger's disease. J Clin Pathol, 22 (5): 573–578.

8 雷 诺 病

8.1 概述

雷诺现象（Raynaud phenomenon, RP）是指患者在受到各种烈性刺激，如冷刺激、或情绪激动、过度精神紧张等所诱发的手指或足趾等肢端对称性"苍白–青紫–潮红"周期性变化，伴随疼痛和紧绷感的一组临床综合征，主要为肢端小动脉痉挛所致。雷诺现象血管痉挛发作通常表现为"三相色变"。"白相"是由于过度的血管收缩和局部血液流动的停止；这个阶段之后是"紫相"阶段，是由于毛细血管扩张被动充血出现发绀；"红相"阶段为末期变化，酸性产物堆积及刺激痉挛减弱，血管痉挛解除，血流恢复，甚至过度充血造成。发作常伴有感觉神经缺血引起的疼痛和/或感觉异常（Wigley et al, 2002）。本现象最先由法国医师 Maurice Raynaud 于 1862 年报道。但临床可引起肢端血管痉挛的有多种原因，因此该类疾病的诊断治疗至今仍有很多未知之处。对雷诺现象在普通人群中流行程度的估计相差很大，有流行病学研究显示在女性发病率为 5%~20%，男性为 4%~14%（Plissonneau et al, 2015）。发病年龄主要在 15~30 岁，其中 60 岁以上人群患病率为 0.1%~1%，而女性患者发病一般发生在月经初潮和绝经之间，表明卵巢类固醇激素可能促进了这种疾病背后的因素（Freedman et al, 2000）。

Thomas Lewis 通过临床及生理特征的描述，首次将原发性雷诺现象直接称为雷诺病，同继发性雷诺综合征区分开来，二者的病理生理有很多差异，疾病预后及采用的诊疗方法和标准也不一致（Wigley et al, 2002; Cooke et al, 2005; Fardoun et al, 2016）。一般认为雷诺病是一种良性疾病，女性多见，常有家族背景，现行诊断标准为：明确的肢端苍白、青紫病史；无组织坏死，未诊断其他外周血管性疾病，甲襞毛细血管检测正常；抗核抗体阴性（滴定量≤100倍），ESR 正常。继发性雷诺综合征表现的临床症状更严重，可不对称发作时，常常导致手指溃疡或指端坏死，如继发感染可导致骨髓炎。继发性雷诺综合征的特点是：发病年龄大于 40 岁，男性多见，指端溃疡，临床症状不对称，甲襞毛细血管充盈反应检查异常，免疫学检查也常有明显的异常。通常认为在临床患者中,诊断为雷诺病约占 1/4,诊断为继发性雷诺综合征占 3/4。原发性雷诺病典型的周期性三相皮肤改变的临床症状,通常持续不到 1h,部分严重病例可以达数小时(Fredricam et al, 2002; Manal et al, 2016)。

　　虽然存在各种病理生理、临床症状的不同,完全、清晰区分原发性雷诺病和继发性雷诺综合征有时也很困难。部分诊断为原发性雷诺病的患者,后期临床症状加重,临床症状逐渐演变为继发性雷诺综合征的表现。一项对 640名原发性雷诺病患者的荟萃分析发现,13% 的患者最终诊断了结缔组织疾病。另一项研究显示,15%~20% 的雷诺病患者发现自身抗体阳性、甲襞毛细血管异常或两者兼有,但在早期这些指标达不到符合结缔组织疾病的标准,但 2 年内发展成明确的结缔组织疾病,说明原发性雷诺病和继发性雷诺综合征之间存在复杂的潜在联系,也可能只是前兆,需要更多的临床证据和基础研究证实(Garner et al, 2015; Fredrick and Nicholas, 2016)。从甲襞毛细血管检测也可以发现一些端倪,在雷诺病早期,毛细血管结构可以完全正常,后期会有毛细血管周围渗出,毛细血管扭曲;继发性雷诺综合征可直接观察到毛细血管结构紊乱,毛细血管扭曲或中断,周围少量出血,严重病例显示广泛的无毛细血管区域与扭曲、浓密、增粗的毛细血管并存现象。毛细血管的病理生理变化似乎也预示着二者之间存在一些潜在的联系(Ingegnoli et al, 2015; Overbury et al, 2015; Ingegnoli, 2015)。

　　引起雷诺现象的致病因素很多,包括血管功能异常、血管内含物质异常和神经功能异常等,这些诱发因素是如何引起不同病理生理改变的进程尚需进一步明确。对疑似有雷诺现象的患者进行观察可发现,其肢端小动脉收缩或痉挛的能力或现象要比正常人明显。有研究表明在同样中等强度的低温环境中,正常人指端血流基本正常,而雷诺病患者的血流轻度减少,雷诺综合征患者的血流则可能完全停滞,显示出不同病理生理变化中血流变化的特点,同临床症状相匹配(Ingegnoli et al, 2015; Overbury et al, 2015)。

8.2　发病机制

　　发病机制归结为血管、神经和血管内含物的三个异常所致。雷诺病血管异常有别于雷诺综合征,主要表现为内皮细胞功能损害,而非血管结构的明显变化;以各种活化的血小板、白细胞及各种炎性因子为代表的血管内容物,在雷诺病发病中具有重要作用,但这些因子应该是血管损伤的一种继发反应而非原发诱因。而神经机制一直存在争议。

8.2.1　血管性因素

　　血管内皮细胞在血管各种生理调节中扮演重要角色,血管内皮细胞功能障碍是雷诺病最早期的影响因素,甚至血管内皮结构看起来完整的情况下即表现为血管舒缩功能障碍或凝血功能异常(Wigley et al, 2002; Fulton and Stallone, 2002)。正常状态下相对平衡的血管收缩和血管扩张生理功能,由于各种病因导致血管舒缩功能障碍,逐渐倾向于血管激惹后收缩或痉挛,血管内皮细胞分泌的血管收缩因子,如内皮素1等,与同样由内皮细胞分泌的血管舒张因子,如一氧化氮(NO)和前列腺素等,发生数量、时间和强度不匹配,临床表现为皮肤"白相状态"。内皮素1是强效血管收缩剂,也参与血管重塑。内皮素1的释放会因其他血管活性成分(血管紧张素、加压素、转化生长因子β)而加强。NO的调节机制相当复杂,NO水平的下降可引发血管痉挛,但继发于炎症反应的细胞因子又刺激了NO的异常产生和自由基引起组织损伤,因此NO的绝对浓度并不能显示其与雷诺现象发病机制的关联度,但NO调节异常显然同内皮细胞功能障碍相关。事实上,高水平NO常预示着对其他疾病和萎陷脉管的额外补偿(Miller and Vanhoutte, 1990)。

血管内皮及功能损伤直接导致血管痉挛和灌注损伤,表现为内皮细胞对于平滑肌细胞的增殖与收缩状态调节失效;雷诺病患者血小板聚集和异常活化,作为强效血管收缩剂和血小板聚集因子的血栓烷 A_2 的合成增强可能是机制之一。研究证明,冷刺激可引发血栓烷 A_2 的合成增加。由血小板释放的5-羟色胺(血清素)进一步加重血管痉挛收缩(Coffman and Cohen, 1990),然而,这些因子更是血管损伤的一种继发反应而非原发诱因。缺血缺氧等通过内皮细胞及活化的血小板、黏附的白细胞等释放的各种炎性介质,引起纤维素沉积、红细胞聚集,局部微血栓形成,导致局部缺血缺氧,表现为临床皮肤"紫相状态"。

内皮细胞NO的异常合成和温度相关的线粒体的释放导致氧自由基的产生增加,氧化应激参与了雷诺病的诱导发病。缺血缺氧造成组织代谢酸中毒,一旦酸性物质浓度过大,血管痉挛状态被迫解除,血流恢复,再灌注损伤和氧自由基损伤出现,临床表现为"红相状态"。再灌注引发的周期性缺血加剧了刺激后血管收缩,这也导致了活性氧自由基的产生,造成组织损伤和血管内皮功能障碍,构成了雷诺病发病的恶性循环(Ariane and Herrick, 2012)。

8.2.2 神经性因素

神经系统和循环系统有密切的相关性,动脉的收缩、舒张状态并不单纯是自我调控,交感缩血管神经元、交感或副交感扩血管神经元都可以直接控制外周血管,包括毛细血管网的生理状态。髓质中的神经元有轴突,轴突的神经传导激活脊髓中的交感神经节前神经元,将神经刺激信号发送至交感神经节,来自交感神经节的神经分布于动脉、静脉和淋巴管的外膜,形成神经效应区。去甲肾上腺素由神经纤维的去极化释放。去甲肾上腺素刺激血管平滑肌上的交界后肾上腺素受体,引起血管收缩(Kaada,1982)。通过这种方式,交感神经系统对皮肤和其他组织中的血管张力、血管阻力和血流起着重要的控制作用。

临床中情绪紧张、或突然接受声音、疼痛刺激等均可以诱发雷诺病患者血管痉挛,说明中枢神经对血管的控制可能出现了异常,情绪应激可导致 1/3 的原发性雷诺病发作。但在继发性雷诺综合征中,这种情绪或简单的刺激并不能诱发疾病发展。研究发现使用 5- 羟色胺再摄取抑制剂可以抑制外周血管痉挛,对中枢引起的神经分泌改变也有作用。所有这些研究都表明,神经因素的作用很复杂,且明确的机制还有待进一步研究(Ariane and Herrick,2012)。

当身体局部或全身突然遇冷时,皮肤血管收缩以减少热量损失,这是正常的生理反应,主要由交感神经介导。毛细血管为皮肤提供营养,同时也存在丰富的动静脉短路血管,有利于调节皮肤温度,动静脉短路主要受到交感肾上腺神经控制,一旦情绪激动,交感神经兴奋,血管收缩,表现为皮温降低、苍白、麻木等。雷诺病患者对冷刺激的反应异常亢进,由去甲肾上腺素选择性放大 α_1 和 α_2 肾上腺素受体,介导血管平滑肌收缩来实现(Faber,1988;Ekenvall,et al,1988)。而 α_2 肾上腺素受体在外周和中心区域的分布不同,其在肢端末梢血管的分布远高于躯体中心部分。更倾向于选择性作用于小动脉和小静脉血管平滑肌。α_2 肾上腺素受体又分为 3 个亚型:α_{2A}、α_{2B} 和 α_{2C},每个亚型均有独特的分布和功能。目前已证明 α_{2C} 肾上腺素受体亚型对温度调节起主要作用。即冷刺激能引起 α_{2C} 肾上腺素受体空间和功能变化,从而实现血管遇冷收缩,有几种机制解释此现象,如冷刺激可激活 Rho/Rho- 激酶通路机制、酪氨酸蛋白激酶机制等(Freedman et al,1992;Chotani et al,2000;Chitaley and Webb,2002;Bailey et al,2004)。

8.2.3　血管内含物异常

血液内各种细胞及活性因子、黏附细胞甚至内皮细胞分泌的各种因子都可以牵涉到雷诺现象的发生发展(Fletcher and Mullins,2010)。目前具体机制并不明确,已知这些血管内因子均参与了加剧微循环灌注减少,继而导致手指血管痉挛,且这些因子看起来更像是血管损伤的一种继发性反应而非引起血管痉挛的原发诱因。

血小板活化是雷诺病最明确的病理生理现象,表现为血小板异常活化和聚集,血小板的这种活化首先来源于内皮细胞功能不全,同时继发于各种炎性因子的激发,而活化聚集的血小板合成释放大量的血栓烷 A_2、5- 羟色胺等,是引起血管收缩的重要机制。

纤维蛋白溶解系统的作用似乎有所争论,由于雷诺病早期的血管变化主要是功能性改变,即使形成微血栓,其量也很少,反应应该属于正常范围。研究并未发现类似于继发性雷诺综合征患者血清内组织纤维蛋白酶原激活物抗原水平增高的现象。

氧化应激反应参与了雷诺病的发病机制,缺血引起血管内皮细胞损伤,组织缺氧形成酸性代谢产物堆积,血管痉挛被迫解除,血流再灌注。氧自由基的产生于内皮细胞 NO 的异常合成和温度相关的线粒体的释放,通过细胞膜脂质的过氧化反应而造成内皮损伤,并诱发新的炎性因子释放及级联暴发而加大了组织的局部损伤。氧化应激的后果与发生的频率、缺血程度等均有相关,但"血管痉挛 – 氧化应激 – 内皮损伤"的恶性循环会使血管痉挛更加严重、组织损害更加严重(Katherine,2016)。

其他因素如吸烟、遗传因素和荷尔蒙的影响也十分重要,其中对于雌激素的作用研究较多。各种血流检测证实,女性手部和手指的基础皮肤血流量大约是男性的一半,而雷诺病在女性中比男性更常见,当加热手指皮肤以抑制交感神经兴奋时,女性的手部血流量实际上超过了男性,但这种差别并非血管壁结构不同引起,而是由于女性皮肤交感神经张力增加所致。研究表明,与血浆雌激素水平较低的卵泡期相比,雌激素水平较高的月经黄体期,由肾上腺素受体激动剂引起的正常女性手指血管收缩反应增强。而绝经后的女性,雷诺病可以自行缓解,与绝经期有关的"潮热"可能代表激素影响的减弱,也印证了雌激素对突触后肾上腺素受体产生的作用可影响疾病的发展(Freedman et al,2000;Plissonneau et al,2015)。一项基于人群的年龄控制的对照研究发现,绝经后妇女服用雌激素替代治疗者其雷诺病的发生远高于不用雌激素替代治疗者。尽管流行病学研究认为雌激素的应用与雷诺病的发生相关,但生物学证据却显示雌激素可能是一个血管扩张剂,其血管扩张作用与 NO 的产生和细胞色素 P450 活动相关,因此雌激素在雷诺病的发生、发展过程中的作用还需要深入研究(Maverakis et al,2014)。

8.3 治疗

由于雷诺病仍然是以周围血管功能性改变为主,因此患者教育是推荐的主要治疗方法(Fredricam,2002)。应强调避免突然的寒冷和温度的迅速变化,保持手、足和身体保暖可以减少症状发生频次,强烈建议患者避免吸烟和咖啡因。避免使用类交感兴奋剂,如麻黄碱、安非他明等。停止使用振动工具对于怀疑强烈振动引起的雷诺病有帮助。

8.3.1　药物治疗

钙通道阻滞剂是最常见和实用的治疗方法（Thompson and Pope，2005）。这些血管扩张剂对血管平滑肌有直接作用，并抑制血小板聚集。其中二氢吡啶组（硝苯地平、氨氯地平、非洛地平）对血管平滑肌作用最强，而对心肌影响较小，最被推崇。对于无须紧急处理的雷诺病患者，硝苯地平 30~180mg/d 或氨氯地平 5~20mg/d 即可有效。建议服用缓释或长效药物以增加患者的耐受性（Stewart and Morling，2012）。

前列腺素作为血管扩张剂在临床应用也较多，特别是出现更为方便服用的口服制剂后，成为重要的对症处理药物。其机制除解除血管痉挛以外，同时具有抑制血小板的聚集的功能，并可影响血管的重塑。但此类药物可带来剂量依赖性头痛、恶心、皮肤发红、下颌痛等不良反应。

血管紧张素酶抑制剂用于雷诺病治疗是新的研究热点，血管紧张素 Ⅱ 受体拮抗剂氯沙坦（Losartan）50mg/d 可显著减少雷诺病发作频率和严重程度，其效果优于硝苯地平缓释片 40mg/d。血管紧张素酶抑制剂和血管紧张素 Ⅱ 受体拮抗剂对雷诺病有效的具体机制还有待深入研究（Denton et al，2000）。

尽管 5- 羟色胺在雷诺现象机制中的角色尚不清楚，但人们对选择性 5- 羟色胺再摄取抑制剂在改善这一紊乱的有效性研究上兴趣不减。

据报道，选择性 5- 羟色胺再摄取抑制剂可阻断血小板对高浓度 5- 羟色胺的再摄取。但手指血管的扩张至少有部分是通过阻滞中枢神经对 5- 羟色胺的再摄取介导的。尽管报道较多，但严格的控制性临床研究结果尚少。最近的一项对 53 例雷诺现象患者的研究证明，在服用硝苯地平 40mg/d 的基础上，用氟西汀（fluoxetine）6 周（40mg/d）可明显改善原发性雷诺病者的发作频率与严重程度，但对继发者效果较差。然而其他研究并未能复制出这一结果。最近有荟萃分析指出，5- 羟色胺的再摄取抑制剂（katanserin）对继发于系统性硬化的雷诺综合征无效。因而尚需更严密设计的 RCT 研究来评估这类药物对雷诺现象的效果。

雷诺现象较常见，患者应该及时在风湿病学家协助下区分主要和次要雷诺现象。患者教育是治疗的关键部分。随着对病理生理学的深入理解，治疗也可能会改善，目前的治疗方法虽确实有效但不足，治疗原则是防止新的溃疡形成和改善症状。

尽管缺乏证据支持，在急性缺血发作时，抗凝和抗血栓治疗是必要的，特别是严重雷诺病高度怀疑有合并血栓和血管闭塞时。但必须注意到抗凝药物的副作用，不推荐小剂量华法林治疗，因为出血风险并不比标准剂量抗凝药物低（Denton et al，2000）。

目前正在研究 A 型肉毒杆菌毒素作为雷诺病的治疗方法,因为其可能有潜在抑制交感血管收缩的效果(Temprano, 2016)。离体研究发现,肉毒毒素 A 可减少动脉接受重复电刺激时等容收缩幅度的 70%~80%。将肉毒毒素 A 注射后可直接麻痹手指动脉平滑肌,同时也阻滞慢性疼痛的纤维,加速了冷刺激后手指复温恢复温度,也减少血管痉挛性疼痛,显著增加了手指血流量。

8.3.2 外科治疗

通常情况下,原发性雷诺病不需要外科治疗,只有症状严重干扰患者生活,且药物治疗无效时可以考虑应用。局部注射局麻药,于手指手腕处用不含肾上腺素的利多卡因或丁卡因阻滞,多可逆转手指血管收缩,减少或消除急性血管痉挛引起的疼痛,但效果只是暂时的。也有报道可以利用无水酒精进行化学星状神经节永久性毁损,获得长期的治疗效果(Hashmonai et al, 2016)。

手指局部交感切除术已用来替代中心性交感切除术。剥除受累手指动脉外膜后,理论上可永久阻断交感神经介导的血管神经收缩,手术范围从手指动脉外膜切开或剥脱至掌浅弓、尺、桡动脉外膜剥除不等,有文献认为该法效果好且并发症少,似乎对该动脉的机械减压效果比交感神经切除本身更大。有报道 6 例患者的 8 个手指动脉交感切除,平均随访 2.5 年,除 1 例外其余手指溃疡均愈合,并提高了对冷感的耐受力,大大改善了生活质量。因此有指征时也应同时行手指清创或截指术。手指交感神经切除也应在内科治疗无效时才考虑应用,其效果可能与外科医师经验有关。

(陈 兵)

参考文献

ARIANE L, HERRICK N, 2012. The pathogenesis, diagnosis and treatment of Raynaud phenomenon. Nat Rev Rheumatol, 8(8): 469-477

BAILEY S R, EID A H, MITRA S, et al, 2004. Rho kinase mediates cold-induced constriction of cutaneous arteries: role of alpha2C-adrenoceptor translocation. Circ Res, 94(10): 1367-1374.

CHITALEY K, WEBB R C, 2002. Microtubule depolymerization facilitates contraction of rat aorta via activation of Rho-kinase. Vascul Pharmacol, 38(3): 157-161.

CHOTANI M A, FLAVAHAN S, MITRA S, et al, 2000. Silent alpha(2C)-adrenergic receptors enable cold-induced vasoconstriction in cutaneous arteries. Am J Physiol Heart Circ Physiol, 278(4): H1075-1083.

COFFMAN J D, COHEN R A, 1990. A$_2$-adrenergic and 5-HT$_2$ receptor hypersensitivity in

Raynaud's phenomenon. J Vasc Med Biol, 2（1990）: 100-106

COOKE J P, MARSHALL J M, 2005. Mechanisms of Raynaud's disease. Vasc Med, 10（4）: 293-307.

DENTON C P, HOWELL K, STRATTON R J, et al, 2000. Long-term low molecular weight heparin therapy for severe Raynaud's phenomenon: a pilot study. Clin Exp Rheumatol, 18（4）: 499-502.

EKENVALL L, LINDBLAD L E, NORBECK O, et al, 1988. Alpha-adrenoceptors and cold-induced vasoconstriction in human finger skin. Am J Physiol, 255（5 Pt 2）: H1000-H1003.

FABER J E, 1988. Effect of local tissue cooling on microvascular smooth muscle and postjunctional A$_2$-adrenoceptors. Am J Physiol, 255（1）: H121-H130.

FARDOUN M M, NASSIF J, ISSA K, et al, 2016. Raynaud's phenomenon: a brief review of the underlying mechanisms. Front Pharmacol, 7: 438.

FLETCHER D A, MULLINS R D, 2010. Cellmechanics and the cytoskeleton. Nature, 463（7280）: 485-492.

FREDRICAM W W, 2002. Raynaud's phenomenon. Engl J Med, 347（13）: 1001-1008.

FREEDMAN R R, GIRGIS R, 2000. Effects of menstrual cycle and race on peripheral vascular alpha-adrenergic responsiveness. Hypertension, 35（3）: 795-799.

FREEDMAN R R, SABBARWAL S C, MOTEN M, et al, 1992. Local temperature modulates alpha1- and alpha2-adrenergic vasoconstriction in men. Am J Physiol, 263（4 Pt 2）: H1197-H1200.

FULTON C T, STALLONE J N, 2002. Sexual dimorphism in prostanoid-potentiated vascular contraction: roles of endothelium and ovarian steroids. Am J Physiol Heart Circ Physiol, 283（5）: H2062-H2073.

GARNER R, KUMARI R, LANYON P, et al, 2015. Prevalence, risk factors and associations of primary Raynaud's phenomenon: systematic review and meta-analysis of observational studies. BMJ Open, 5（3）: e006389.

HASHMONAI M, CAMERON A E, LICHT P B, et al, 2016. Thoracic sympathectomy: a review of current indications. Surg Endosc, 30（4）: 1255-1269.

INGEGNOLI F, BORACCHI P, GUALTIEROTTI R, et al, 2015. A comparison between nailfold capillaroscopy patterns in adulthood in juvenile and adult-onset systemic sclerosis: A EUSTAR exploratory study. Microvasc Res, 102: 19-24.

KAADA B, 1982. Vasodilation induced by transcutaneous nerve stimulation in peripheral ischemia（Raynaud's phenomenon and diabetic polyneuropathy）. Eur Heart J, 3（4）: 303-314.

MAVERAKIS E, PATEL F, KRONENBERG D G, et al, 2014. International consensus criteria for the diagnosis of Raynaud's phenomenon. J Autoimmun, 48-49: 60-65.

MILLER V M, VANHOUTTE P M, 1990. 17 beta-Estradiol augments endothelium-dependent contractions to arachidonic acid in rabbit aorta. Am J Physiol, 258（6 Pt 2）: R1502-1507.

OVERBURY R, MURTAUGH M A, FISCHER A, et al, 2015. Primary care assessment of capillaroscopy abnormalities in patients with Raynaud's phenomenon. Clin Rheumatol, 34

（ 12 ）: 2135-2140.

OVERBURY R, MURTAUGH M A, FISCHER A, et al, 2015. Primary care assessment of capillaroscopy abnormalities in patients with Raynaud's phenomenon. Clin Rheumatol, 34 （ 12 ）: 2135-2140.

PLISSONNEAU DUQUENE P, PISTORIUS M A, POTTIER P, et al, 2015. Cold climate could be an etiologic factor involved in Raynaud's phenomenon physiopathology. Epidemiological investigation from 954 consultations in general practic. Int Angiol, 34 (5): 467-474.

STEWART M, MORLING J R, 2012. Oral vasodilators for primary Raynaud's phenomenon. Cochrane Database Syst Rev (7): CD006687.

TEMPRANO K K, 2016. A review of Raynaud's disease. Mo Med, 113 (2): 123-126.

THOMPSON A E, POPE J E, 2005. Calcium channel blockers for primary Raynaud's phenomenon: a meta-analysis. Rheumatology (Oxford), 44 (2): 145-150.

WIGLEY F M, 2002. Raynaud's phenomenon. N Engl J Med, 347: 1001-1008

WIGLEY F M, FLAVAHAN N A, 2016. Raynaud's phenomenon. N Engl J Med, 375 (6) : 556- 565.

9 巨细胞动脉炎

巨细胞动脉炎（giant cell arteritis，GCA）是一种原因不明的系统性血管炎，主要累及主动脉弓起始部的动脉分支（如椎动脉、颈内动脉、颈外动脉、锁骨下动脉），亦可累及主动脉的远端动脉及中小动脉（如颞动脉、颅内动脉、眼动脉等），故属 TA 范畴（孟济明 等，2004；宋丽新，2006）。由于早年发现的病例几乎均为颞动脉受累，表现为颞部头痛、头皮及颞动脉触痛及间歇性下颌运动障碍，因而 GCA 又称为颞动脉炎。GCA 的炎症以血管中膜弹力层与内膜连接处最为明显，有大量单核细胞浸润，可见多核巨细胞，伴肉芽肿形成，故又称为肉芽肿性动脉炎。由于内膜增生血管壁增厚、管腔变窄和阻塞，造成组织缺血。血管病变常呈节段性、多灶性或广泛性损害。调查表明，GCA 与 PMR 有着密不可分的关系，GCA 患者中有 40%~60% 同时患有 PMR，并有 20%~40% 的患者以 PMR 为首发症状，1/4 的 PMR 患者最终发展为 GCA（孟济明，2004）。

GCA 作为一种系统性血管炎，其较严重的并发症是永久性视力丧失，然而这并不是 GCA 唯一的毁灭性并发症，心肌梗死、卒中以及肢体坏疽也是其严重的并发症，且经调查发现，GCA 患者合并发生胸主动脉瘤的概率是同年龄段普通人的 17 倍（Evans et al，1995；Belliveau and Ten Hove，2011）。

9.1 定义

GCA 过去称颅动脉炎、颞动脉炎、肉芽肿性动脉炎，后因认识到体内任何较大动脉均可受累，而以其病理特征命名。GCA 病因不明，是成人最常见的系统性血管炎。本病主要累及 50 岁以上患者颈动脉的颅外分支。GCA 最严重的并发症是不可逆的视觉丧失（Hayreh et al，1997，2003）。

9.2 病因

GCA 病因未明。发生 GCA 最大的危险因素是高龄。本病较少发生在 50 岁以前，在 50 岁以后其发病率逐渐上升。民族、地域和种族也是重要的发病因素,最高的发病率见于斯堪的纳维亚和美国的斯堪的纳维亚移民后裔中。GCA 的发生还具有遗传易感性,最近研究证实 GCA 与人类白细胞抗原Ⅱ类区域的基因相关。家族发病情况调查发现,GCA 患者的一级亲属中发病较多,且多半有 HLA-DR4 和 CW3,提示有基因易感性。此外,GCA 的发病还存在环境危险因素,以及性别和健康状态。

9.3　病理改变

GCA 炎症反应集中于动脉内弹力膜,可能与其中某些自身抗原有关。免疫组化研究也发现,在炎症的颞动脉壁层内有免疫球蛋白沉积,浸润的炎症细胞以 Th 细胞为主,患者周围血的淋巴细胞在试管内对人动脉及肌抗力原敏感。

9.4　临床表现

GCA 往往伴有 PMR。该病几乎都发生于 50 岁以上老年人,发病年龄为 50~90 岁,小于 50 岁者极少。女性发病高于男性,有显著的地域分布。我国较少见(孟济明,2004)。及时诊断和正确的治疗可使预后大为改观。

9.4.1　全身症状

GCA 发病可急可缓,一些患者可指出发病的日期,但多数在症状出现后数周或数月才被诊断。前驱症状包括乏力、食欲缺乏、体质量减轻及低热(42%)等。发热无一定规律,多数为中等度(38℃左右)发热,偶可高达 40℃左右(孟济明,2004;宋丽新 等,2006)。

9.4.2　器官受累症状

依据受累血管的不同而表现出复杂的临床症状和体征,病情可轻可重。

(1)头部:颞动脉、颅动脉受累而出现头部症状,以头痛最为常见,约半数患者为首发症状。头痛表现为新近发生的、偏侧或双侧或枕后部剧烈疼痛,呈刀割样或烧灼样或持续性胀痛,并伴有头皮触压痛或可触及的痛性结节,头皮结节如沿颞动脉走向分布,具有诊断价值。头痛可持续性也可间歇性发作。头痛剧烈程度与血管炎严重程度不一定一致。典型的颞动脉受累表现为动脉屈曲、怒张、搏动增强。也可因血管闭塞而搏动消失。

(2)眼部:常表现为黑矇、视物不清、眼睑下垂、复视、部分失明或全盲等,可为一过性症状,也可为永久性。眼动脉或后睫动脉受累引起的缺血性视神经炎是失明的最常见原因,中央视网膜动脉阻塞、动脉炎所致的枕部皮质梗死也可引起失明。

失明可以是初发症状,但一般出现在其他症状之后数周或数月。视觉障碍初始可为波动性,以后变为持续性,可呈单侧或双侧,一侧失明如未积极治疗,对侧可在 1~2 周内被累及。眼底检查:早期常为缺血性视神经炎。视盘苍白、水肿;视网膜水肿、静脉曲张,可见棉絮样斑及小出血点。后期可见视神经萎缩等。

眼肌麻痹也较常见,眼睑下垂,上视困难,时轻时重,常与复视同时出现。有时可见到瞳孔不等大,或出现 Horner 征。眼肌麻痹可能由脑神经或眼肌病变引起,出现时轻时重的向上凝视困难。

（3）间歇性运动障碍:约 2/3 患者因面动脉炎,局部血供不良,引起下颌肌痉挛,出现间歇性咀嚼不适、咀嚼疼痛、咀嚼停顿和下颌偏斜等;有时因舌肌运动障碍出现吞咽困难、味觉迟钝、吐字不清等。严重的面动脉狭窄可导致下颌肌痉挛或舌部坏疽。间歇性运动障碍也可影响到四肢,表现为间歇性跛行、上肢活动不良。

（4）神经系统表现:约 30% 患者出现多种神经系统症状,如由于颈动脉或椎动脉病变而出现发作性脑缺血、卒中、偏瘫或脑血栓等,是 GCA 主要死因之一。由于神经血管病变导致的继发性神经病变表现也多种多样,如单神经炎、周围多神经炎、上下肢末梢神经炎等。

（5）心血管系统表现:10%~15% GCA 患者躯体大血管受累,可累及锁骨下动脉、腋动脉、肱动脉、冠状动脉、胸主动脉、腹主动脉、股动脉等,因而可导致锁骨下动脉等部位出现血管杂音、动脉搏动减弱或无脉症、假性动脉瘤、上下肢间歇性运动障碍等。冠状动脉病变可导致心肌梗死、心力衰竭、心肌炎和心包炎等。

（6）呼吸系统表现:GCA 较少累及呼吸系统(10%),可表现为持续性干咳、咽痛、声嘶等。可能是受累组织缺血或应激所致。

（7）其他:精神症状表现为抑郁或意识模糊。甲状腺及肝功能异常也有报道。对称性关节滑膜炎很少见。

GCA 平均发病年龄 70 岁(50~90 岁),女性多于男性(2:1)。GCA 发病可能是突发性的,但多数患者确定诊断之前已有几个月病程和临床症状,如发热(低热或高热)、乏力及体质量减轻。与受累动脉炎相关的症状是 GCA 的典型表现。

9.5　诊断

GCA 极易误诊或漏诊。凡 50 岁以上老年人,出现不可解释的发热、倦怠、消瘦、贫血、ESR>50mm/h；新近发生的头痛、视力障碍（黑矇、视力模糊、复视、失明）；或其他颅动脉供血不足征象，如咀嚼肌间歇性运动障碍、耳鸣、眩晕等；或出现 PMR 等均应怀疑本病，应做进一步检查，如颞动脉造影、颞动脉活检。尽管部分患者在触诊时颞动脉无压痛或看似正常，但活检可异常。即使一侧活检正常，另一侧可为异常。由于该血管炎常呈节段性病变，因此，活检的血管宜在 2cm 以上长度，有助于提高诊断的敏感性。如条件不允许，可在排除其他风湿性疾病等情况后，试行糖皮质激素治疗（孟济明，2004；宋丽新，2006）。目前采用 1990 年 ACR 制定的 GCA 分类标准作为诊断标准（表 9–1）。

表 9–1 1990 年美国风湿病学会巨细胞动脉炎的诊断标准

序号	标准
1	发病年龄≥50 岁：发病时年龄在 50 岁及以上
2	新近出现的头痛：新近出现的或出现新类型的局限性头痛
3	颞动脉压痛或触痛、搏动减弱，除外颈动脉硬化所致
4	魏氏法测定红细胞沉降率≥50mm/h
5	活检标本示血管炎，其特点为单核细胞为主的炎性浸润或肉芽肿性炎症，常有多核巨细胞

注：符合上述 5 条标准中的至少 3 条可诊断为巨细胞动脉炎（GCA）。此标准的诊断敏感性和特异性分别为 93.5% 和 91.2%。

9.5.1 实验室检查

（1）轻至中度正色素性正细胞性贫血，有时贫血较重。白细胞计数增高或正常，血小板计数可增多。

（2）活动期 ESR 增快（常高达 100mm/h）和 / 或 CRP 增高，约 1% 的患者 ESR 正常。

（3）白蛋白减少，血浆蛋白电泳示 α_2 球蛋白增高、血清转氨酶及碱性磷酸酶活性轻度升高。

（4）ESR 增快（GCA 活动期常高达 100mm/h）。

（5）CRP 定量增高，CRP 与 ESR 同时升高的诊断敏感性为 88%，特异性为 98%。

9.5.2 动脉活组织检查

颞浅动脉或枕动脉活组织检查是确诊 GCA 最可靠的手段。颞浅动脉活

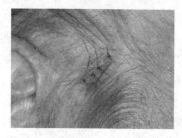

图9-1 活检术后患者缝合针迹

检的阳性率为40%~80%,特异度为100%。由于GCA病变呈节段性跳跃分布,活检时应取足数厘米长度,以有触痛或有结节感的部位为宜,并做连续病理切片以提高检出率。颞动脉活检比较安全,一侧活检阴性可再作另一侧或选择枕动脉活检(图9-1)。

9.5.3 颞动脉造影

颞动脉造影对GCA诊断有一定价值,可发现颞动脉管腔不规则及狭窄等改变,也可作为颞动脉活检部位的指示。

9.5.4 选择性大动脉造影

疑有大动脉受累时可进一步作选择性动脉造影,如主动脉弓及其分支动脉造影等。

9.5.5 肌电图、肌肉活检

肌电图、肌肉活检正常。

9.6 鉴别诊断

GCA应与其他炎性血管疾病进行鉴别。

1. 结节性多动脉炎 此病主要侵犯中小动脉,如肾动脉、腹腔动脉或肠系膜动脉,很少累及颞动脉。

2. 过敏性血管炎 此病主要累及皮肤小血管、小静脉或毛细血管,有明显的皮损如斑丘疹、丘疹、紫癜、瘀斑、结节、溃疡等。

3. 肉芽肿性血管炎(韦格纳肉芽肿) 以上、下呼吸道坏死性肉芽肿,泛发性中小动脉炎及局灶坏死性肾小球肾炎为主要特征。

4. 主动脉弓动脉炎 主动脉弓动脉炎病变广泛,常引起动脉节段性狭窄、闭塞或缩窄前后的动脉扩张征等,侵犯主动脉的GCA少见。此外应与恶性肿瘤、全身或系统感染或其他原因引起的发热、头痛、贫血、失明等进行鉴别。

5. PMR GCA早期可能出现PMR综合征表现,在此情况时,应特别注意寻找GCA血管炎的证据,以作出正确的鉴别诊断。

6. 中枢神经孤立性血管炎。

7. TA。

9.7 治疗方法

GCA 常侵犯多处动脉,易引起失明等严重并发症,因此一旦明确诊断,应即给以糖皮质激素治疗。一般主张给予足量糖皮质激素并联合免疫抑制剂(如环磷酰胺)治疗,并尽可能弄清受累血管的部位、范围及程度等,维持到症状缓解、ESR 下降到正常或接近正常时开始减量,总疗程约需数月,不宜过早减量或停用,以免病情反复。依据病情轻重和治疗反应的个体差异,个体化调整药物种类、剂型、剂量和疗程。非甾体抗炎药如吲哚美辛等虽可减轻或控制部分症状,如解热、止痛、改善全身不适等,但不能防治失明等缺血性并发症。对有糖皮质激素禁忌者,可采用非甾体抗炎药与细胞毒类免疫抑制剂如环磷酰胺、甲氨蝶呤等联合治疗。也可试用雷公藤多苷治疗(孟济明,2004;宋丽新 等,2006;Hayreh et al,2003)。

1. 起始治疗　首选泼尼松 1mg/(kg·d),多数患者予以泼尼松 60mg/d,顿服或分次口服。一般在 2~4 周内头痛等症状可见明显减轻。眼部病变反应较慢,可请眼科会诊,进行眼部局部治疗。必要时可使用甲基泼尼松龙冲击治疗。免疫抑制剂一般首选环磷酰胺(cycolphosphamide,CYC),根据病情可采用环磷酰胺 800~1 000mg,静脉滴注,3~4 周 1 次;或 200mg,静脉注射,隔日 1 次;或 100~150mg,口服,每日 1 次。疗程和剂量依据病情反应而定。甲氨蝶呤 7.5~25mg,每周 1 次,口服或深部肌内注射或静脉用药。也可使用硫唑嘌呤 100~150mg/d,口服。使用免疫抑制剂期间应注意定期查血常规、尿常规和肝肾功能。避免不良反应。

2. 维持治疗　经上述治疗 4~6 周,病情得到基本控制,ESR 接近正常时,可考虑激素减量维持治疗。通常每周减 5~10mg,至每日 20mg 改为每周减 1mg,减到每日 10mg 之后减量更慢,一般维持量为每日 5~10mg。减量维持是一个重要的治疗步骤,减量过快可使病情复发,减量过慢有糖皮质激素不良反应。关于免疫抑制剂的减撤亦应依据病情,病情稳定后 1~2 年(或更长时间)可停药观察。ESR 虽可作为病情活动的指标,但有时并不可靠,仍须结合临床综合判断。

9.8 预后

GCA 预后随受累血管不同而异。影响大血管者,有脑症状者预后不良,失明者难以恢复。早期诊断与治疗,病死率与正常人群相近。

（刘 冰）

参考文献

孟济明, 2004. 巨细胞动脉炎诊治指南(草案). 中华风湿病学杂志, 8(9): 566-567.

宋丽新, 王良民, 赵丽萍, 等, 2006. 巨细胞动脉炎. 中国实用乡村医生杂志, 13(7): 8-9.

EVANS J M, O'FALLON W M, HUNDER G G, et al, 1995. Increased incidence of aortic aneurysm and dissection in giant cell (temporal) arteritis: a population-based study. Ann Intern Med, 122(7): 502-507.

HAYREH S S, PODHAJSKY P A, RAMAN R, et al, 1997. Giant cell arteritis: validity and reliability of various diagnostic criteria. Am J Ophthalmol, 123(3): 285-296.

HAYREH S S, ZIMMERMAN B, 2003. Visual deterioration in giant cell arteritis patients while on high doses of corticosteroid therapy. Ophthalmology, 110(6): 1204-1215.

BELLIVEAU M J, TEN HOVE M W, 2011. Giant cell arteritis. CMAJ, 183(5): 581.

10 特发性主动脉炎

10.1 定义

特发性主动脉炎又称为临床孤立性主动脉炎（clinically isolated aortitis, CIA），是指无全身性血管炎表现，仅累及主动脉的巨细胞或淋巴浆细胞浸润为特征的非感染性炎性血管疾病，临床上也被称为非综合征性主动脉炎。病变常发生在升主动脉，占主动脉瘤的（2%~4%）。多发生于老年女性。丹麦的一项研究回顾了610例患者主动脉病理结果，发现主动脉炎性疾病占6.1%；其中特发性主动脉炎为4.4%，占炎性动脉疾病中的73%（Schmidt et al, 2011）。

10.2 病理改变

主动脉炎的病理学表现分为4种类型，包括肉芽肿/巨细胞型、淋巴浆细胞型、化脓型以及混合炎型（Stone et al, 2015）。肉芽肿/巨细胞型表现为大上皮样巨噬细胞浸润伴或不伴有巨细胞浸润，合并微小肉芽肿形成，主要出现在GCA、多发性TA、类风湿血管炎、皮肤结节病、肉芽肿性多血管炎、分枝杆菌和真菌感染；通常同时伴有淋巴浆细胞浸润。淋巴浆细胞型表现为淋巴细胞和浆细胞浸润不伴有肉芽肿/巨细胞成分。其常发生在IgG4相关疾病（IgG4 Related Disease, IgG4-RD），梅毒性主动脉炎，系统性红斑狼疮和强直性脊柱炎。化脓型表现为显著的中性粒细胞浸润伴有广泛坏死，通常见于感染性主动脉炎。混合炎型比较少见，表现为混合多种炎症细胞浸润，包括淋巴细胞、浆细胞、巨噬细胞、中性粒细胞、肥大细胞和嗜酸性粒细胞。常见于科根综合征，复发性多软骨炎和白塞综合征。

但是从病因学上来说，特发性主动脉炎为非感染性主动脉炎，因此特发性主动脉炎的病理表现可以为肉芽肿/巨细胞型、淋巴浆细胞型以及混合炎型3种类型。有文献荟萃分析了226例特发性主动脉炎病例，其中肉芽肿/巨细胞型占66%，其他大部分为淋巴浆细胞型。另外，一些文献报道了特发性主动脉炎较为特异性的病理表现为动脉中膜的薄片状坏死，发生率为86%~89%

（Burke et al, 2008；Ryan et al, 2015）。Rojo 等（Rojo et al, 2000；Kerr et al, 2000；Miller et al, 2006）分析了 27 例孤立性主动脉炎病理结果，发现 73% 的病例为巨细胞浸润，24% 为淋巴浆细胞浸润；半数的病例发现存在中层退化变性、片状中层坏死或者内膜硬化。

10.3　临床表现

与继发于风湿免疫疾病或者全身性血管炎的主动脉炎相比，特发性主动脉炎缺乏特异性的临床表现（Hernández et al, 2008）。特发性主动脉炎常导致主动脉扩张形成动脉瘤或者主动脉夹层，患者出现动脉瘤或者主动脉夹层相关症状如胸背部疼痛。大部分患者可无临床症状出现。影像学表现与其他类型主动脉炎相类似，MRI 显示主动脉壁增厚伴增强效应，PET ^{18}F-FDG 取增加，动脉瘤或者夹层形成。

10.4　诊断和鉴别诊断

特发性主动脉炎仅累及升主动脉，无主动脉外血管受累或者其他全身性疾病。全身的血管影像学检查可排除主动脉以外血管病变。诊断分为影像学诊断和病理学诊断。影像学诊断表现为升主动脉壁增厚和 / 或动脉瘤伴有血清炎症因子升高。病理学诊断依赖于外科切除主动脉瘤或者夹层标本的病理学检查结果。病理学特点主要是典型的非感染性主动脉炎表现。

主动脉炎除了特发性外还包括主动脉 GCA、TA、风湿性动脉炎及未分类动脉炎等。与这些主动脉炎相鉴别还需依赖于患者的临床表现及病理学特点。特发性动脉炎与其他类型动脉炎的病理学表现类似，也有研究发现 TA 通常表现为主动脉壁增厚、纤维壳样外膜及中膜和外膜的微脓肿伴有坏死性肉芽肿。TA 发病年龄较轻，一般小于 50 岁。临床表现是鉴别几种主动脉炎的主要依据，包括是否伴有累及主动脉以外的动脉炎和有无全身性症状。颞动脉活检有助于排除 GCA。螺旋体血清学检查、ANCA、抗核抗体、类风湿因子、全身检查有无结节病变有助于与其他类型的主动脉炎相鉴别。另外，特发性主动脉炎即使不接受抗炎治疗，临床预后也较其他类型主动脉炎好（Rojo et al, 2000；Kerr et al, 2000；Miller et al, 2006）。

10.5　治疗方法

特发性主动脉炎继发主动脉瘤或者夹层后，可通过手术切除修复而治愈。术后整体生存率与非动脉炎性疾病相关动脉瘤相似（Liang et al，2009）。目前对大血管炎的治疗方法主要是糖皮质激素或者生物免疫制剂（如IL-6）（Unizony et al，2013），但是糖皮质激素对特发性TA的治疗效果尚不明确。理论上认为激素的治疗目的主要是预防动脉瘤或者夹层的发生，然而激素治疗所带来的并发症限制了其临床应用。Rojo等（2000）总结了21例特发性主动脉炎的术后资料，19例没有接受激素治疗的患者，随访81个月后仅有1例发生其他部位动脉动脉瘤。少数文献报道，术后使用激素或免疫抑制剂可以减少再发动脉瘤或者夹层的风险，但结果都没有统计学意义。因此，激素或者免疫抑制剂的使用价值仍需要大规模的长期临床研究证实（Miller et al，2006；Wang et al，2012；Espitia et al，2016）。

（邹君杰　章希炜）

 参考文献

BURKE A P，TAVORA F，NARULA N，et al，2008. Aortitis and ascending aortic aneurysm：description of 52 cases and proposal of a histologic classification. Hum Pathol，39（4）：514–526

ESPITIA O，SAMSON M，LE GALLOU T，et al，2016. Comparison of idiopathic（isolated）aortitis and giant cell arteritis–related aortitis：a French retrospective multicenter study of 117 patients. Autoimmun Rev，15（6）：571–576.

HERNÁNDEZ–RODRÍGUEZ J，MOLLOY E S，HOFFMAN G S，2008. Single–organ vasculitis. Cur rOpin Rheumatol，20（1）：40–46.

KERR L D，CHANG Y J，SPIERA H，et al，2000. Occult active giant cell aortitis necessitating surgical repair. J Thorac Cardiovasc Surg，120（4）：813–815.

LIANG K P，CHOWDHARY V R，MICHET C J，et al，2009. Noninfectious ascending aortitis：a case series of 64 patients. J Rheumatol，36（10）：2290–2297.

MILLER D V，ISOTALO P A，WEYAND C M，et al，2006. Surgical pathology of noninfectious ascending aortitis：a study of 45 cases with emphasis on an isolated variant. Am J Surg Pathol，30（9）：1150–1158.

ROJO–LEYVA F，RATLIFF N B，COSGROVE D M，3rd，et al，2000. Study of 52 patients with idiopathic aortitis from a cohort of 1，204 surgical cases. Arthritis Rheum，43（4）：901：9097.

RYAN C，BARBOUR A，BURKE L，et al，2015. Non–infectious aortitis of the ascending aorta：a histological and clinical correlation of 71 cases including overlap with medial degeneration and atheroma：a challenge for the pathologist. J Clin Pathol，68（11）：898–904.

SCHMIDT J，SUNESEN K，KORNUM J B，et al，2011. Predictors for pathologically confirmed aortitis after resection of the ascending aorta：a 12–year Danish nationwide population–based cross-sectional study. Arthritis Res Ther, 13（3）: R87

STONE J R, BRUNEVAL P, ANGELINI A, et al, 2015. Consensus statement on surgical pathology of the aorta from the Society for Cardiovascular Pathology and the Association for European Cardiovascular Pathology: I. Inflammatory diseases. Cardiovasc Pathol, 24（5）: 267-278.

UNIZONY S, STONE J H, STONE J R, 2013. New treatment strategies in large-vessel vasculitis. Curr Opin Rheumatol, 25（1）: 3-9.

11 结节性多动脉炎

结节性多动脉炎（polyarteritis nodosa，PAN）是一种以中小动脉的节段性炎症与坏死为特征的非肉芽肿性血管炎。主要侵犯中小肌性动脉，不累及微小动脉、毛细血管以及静脉。呈节段性分布，易发生于动脉分叉处，并向远端扩散。随受累动脉的部位不同，临床表现多样，可仅局限于皮肤（皮肤型），也可波及多个器官或系统（系统型），以肾脏、心脏、神经及皮肤受累最为常见。有的病变向血管周围浸润，浅表动脉可沿血管神经分布而扪及结节（中华医学会风湿病学分会，2011；Sunderkotter et al，2018）。

11.1　病因学

病因不明，可能与感染（病毒、细菌）尤其是 HBV 感染，药物，以及注射血清等有一定关系，免疫病理机制在疾病中起重要作用。许多研究发现病毒感染与 PAN 关系密切，30%~50% 患者伴 HBV 感染，血清中检出乙型肝炎表面抗体，人类免疫缺陷病毒等均可能与血管炎有关。病毒抗原与抗体形成免疫复合物在血管壁沉积，引起坏死性动脉炎（De Golovine et al，2008）。

药物如磺胺类、青霉素等，以及注射血清后也可成为本病的病因，肿瘤抗体能诱发免疫复合物导致血管炎。PAN 的病因是多因素的，其发病与免疫失调有关。以上因素导致血管内皮细胞损伤，释放大量趋化因子和细胞因子，如 IL-1 和 TNF，加重内皮细胞损伤，使失去调节血管能力，血管处于痉挛状态，发生缺血性改变、血栓形成和血管阻塞（中华医学会风湿病学分会，2011；De Virgilio et al，2016）。

11.2　病理生理

组织学改变以血管中层病变最为明显，急性期为多形核白细胞渗出到血管壁各层和血管周围区域，组织水肿。病变向外膜和内膜蔓延而致管壁全层坏死，其后有单核细胞及淋巴细胞渗出。亚急性和慢性过程为血管内膜增生，血管壁退行性改变伴纤维蛋白渗出和纤维素样坏死，管腔内血栓形成，重者可使血管腔闭塞（中华医学会风湿病学分会，2011）。

PAN 主要侵犯中、小动脉，病变为全层坏死性血管炎，好发于动脉分叉处，常呈节段性为特征，间或可累及邻近静脉，各脏器均可受累，以肾、心、脑、胃肠道常见，较少累及肺及脾脏。病理演变过程为：初期血管内膜下水肿，纤维素渗出，内壁细胞脱落、相继中层可有纤维素样坏死、肌纤维肿胀、变性、坏死。全层可有嗜中性粒细胞、单核细胞、淋巴细胞及嗜酸性细胞浸润引起内弹力层断裂，可有小动脉瘤形成。由于内膜增厚，血栓形成，管腔狭窄致组织缺血，随着炎症逐渐吸收，纤维组织增生，血管壁增厚甚至闭塞，炎症逐渐消退，肌层及内弹力层断裂部由纤维结缔组织替代，形成机化。以上各种病理变化在同一患者中常同时存在。PAN 有 2 个重要的病理特点：①个体血管病变呈多样化。在相距不到 20μm 的连续切片上，病变已有明显差别。②急性坏死性病损和增殖修复性改变常共存。因血管壁内弹力层破坏，在狭窄处近端因血管内压力增高，血管扩张形成动脉瘤（称假性动脉瘤，可呈节段多发性）（中华医学会风湿病学分会，2011；De Virgilio et al，2016）。

11.3　临床表现

PAN 是一种主要累及中小动脉的节段性、坏死性血管炎，有时也可累及微动脉，可造成多脏器受累。PAN 发病率低，临床表现复杂，症状多变，不易早期诊断。男性发病多于女性（约 1.7 倍），成人诊断时的平均年龄约为 51 岁。PAN 患者中皮肤动脉炎的比例在儿童中可能比成年人大。PAN 的自发过程经常是致命的。PAN 可分为特发性（经典）、乙型病毒性肝炎相关性、遗传性炎症相关性、孤立性皮肤病相关性（Schirmer and Moosig，2018）。

11.3.1　全身症状

多为不规则发热、头痛、肌肉痛、肢端痛、腹痛、关节痛、乏力、周身不适、多汗、体质量减轻等（中华医学会风湿病学分会，2011）。

11.3.2　系统症状

可累及多个器官系统，包括肾脏、骨骼、肌肉、神经系统、胃肠道、皮肤、心脏、生殖系统等，肺部受累少见（中华医学会风湿病学分会，2011）。王宪斌和徐东（2014）对 2001 年 10 月至 2013 年 3 月于北京协和医院住院的 65 例 PAN 患者进行总结。所有病例均进行 HBV 表面抗原（HBsAg）检测，根据其结果分为 HBsAg 阴性和 HBsAg 阳性 PAN 组。对所有 PAN 患者的临床特点进行总结，并对 HBsAg 阴性组和 HBsAg 阳性组进行对比分析。结果发现，患者的首诊误诊率高（51 例，79%），男:女 =1.3：1，平均年龄（37.6±1.6）岁。一般症状以发热最为常见（40 例，62%）；系统受累以皮肤（51 例，79%）、泌尿系统（44 例，68%）、外周神经系统（22 例，34%）、消化系统（21 例，32%）受累常见。46 例（71%）患者高敏 CRP 升高，11 例（17%）患者嗜酸性粒细胞升高；血管受累以四肢动脉最为常见（22 例，34%），其次是肾动脉（19 例，29%）和胃肠道动脉（17 例，26%）。HBsAg 阴性 PAN 组患者关节痛或关节炎较HBsAg 阳性组更常见［22 例（41%）*vs.* 1 例（9%），r=4.00，$P<0.05$］，合并不良预后较 HBsAg 阳性组多［16 例（30%）*vs.* 0，$P<0.05$］，应用大剂量激素冲击治疗者较 HBsAg 阳性组多［16 例（30%）*vs.* 0，$P<0.05$］。

一些非特异性的炎症表现（发热、乏力、体质量下降、关节肌肉疼痛）、皮疹及炎性指标升高是 PAN 常见的临床症状。而提示血管病变的缺血性表现如腹痛、新发高血压（特别是新发舒张压升高）、肢体跛行等临床表现均低于1/3，也无特异性的抗体，这是造成诊断困难的一个重要原因。因此对于中青年患者出现原因不明的发热、皮疹、体质量下降、肌痛等非特异表现，合并泌尿系统、外周神经系统、消化系统等多系统损害，无感染证据，且自身抗体阴性，炎性指标升高时，应考虑 PAN 的可能。

1. **肾脏**　肾脏受累最多见，以肾脏血管损害为主（中华医学会风湿病学分会，2011），主要表现为节段坏死性肾小球肾炎，这与肾血管性肾病表现而非真正的肾小球肾炎有关。以新发的舒张压升高表现的高血压最为常见和具有特异性，可能与 PAN 的病死率相关（王宪斌和徐东，2014）。急性肾衰竭多为肾脏多发梗死的结果，可致肾性恶性高血压。疾病的急性阶段可有少尿和尿闭，可于数月或数年后发生。如见肾小球肾炎应归属于显微镜下多血管炎（急性肾小球肾炎是微小血管炎的独特表现）（中华医学会风湿病学分会，2011）。

2. **骨骼、肌肉**　约半数患者可出现关节痛，少数出现明显的关节炎。约1/3 患者骨骼肌血管受累而产生恒定的肌痛，以腓肠肌痛多见。四肢血管受累严重时表现为肢端坏疽。

3. **消化系统**　消化系统受累见于约 50% 的患者，提示病情较重。因血管炎发生的部位和严重程度不同而出现各种症状。如发生于较大的肠系膜上动脉的急性损害可导致血管梗死、肠梗阻、肠套叠、肠壁血肿等；胃肠道动脉受累主要表现为腹痛，严重时出现肠坏死、出血、肠穿孔或全腹膜炎等；一旦出现肠坏死提示预后不良，可能与手术治疗及术后并发症有关。如中、小动脉受累可出现胃肠道的炎症、溃疡、出血；如胆道、胰腺、肝脏损害则出现胆囊、胰腺、肝脏的炎症和坏死，表现为腹部绞痛、恶心、呕吐、脂肪泻、肠道出血、腹膜炎、休克（中华医学会风湿病学分会，2011；马小芬 等，2016）。

4. 皮肤　20%~30% 患者累及皮肤,发生于皮下组织中小肌性动脉,表现为痛性红斑性皮下结节,沿血管成群分布,大小为数毫米至数厘米。也可为网状青斑、紫癜、溃疡、水肿、远端指 / 趾缺血性改变。如不伴有内脏动脉损害,称"皮肤型 PAN",预后较佳(中华医学会风湿病学分会, 2011)。1/3 患者影响身体其他区域。也可表现为肌肉骨骼症状,如关节痛、肌痛、发热、多发性神经病引起的感觉异常,实验室检查炎症指标增加等。孤立的皮肤变异转变为系统性过程非常罕见(Schirmer and Moosig, 2018)。

5. 神经系统　周围神经受累多见,约占 60%,表现为多发性单神经炎和 / 或多神经炎、末梢神经炎。外周神经病变和睾丸或附睾炎是常见的系统性血管炎表现,当患者出现此表现时需考虑中小血管系统性血管炎的可能。约 40% 患者中枢神经受累,临床表现取决于脑组织血管炎的部位和病变范围,可表现为弥散性或局限性单侧脑或多部位脑及脑干的功能紊乱,出现抽搐、意识障碍、脑血管意外等;也可表现为多发小灶梗死,颅内动脉瘤罕见。

6. 心脏　心脏受累发生率为 36%~65%,是导致死亡的主要原因之一,以冠状动脉受累较多见,尸检心肌梗死发生率约为 6%;一般无明显心绞痛症状和心电图典型表现。也可出现心包积液、心包增厚等非特异表现,心包炎约占 4%,严重者可出现大量心包积液和心包压塞。充血性心力衰竭也是心脏受累的主要表现。心脏受累提示预后不良。

7. 肺部　肺部受累少见,肺部受累可表现为一过性肺实质浸润、胸腔积液等。

8. 生殖系统　睾丸和附睾受累发生率约 30%,卵巢也可受累,以疼痛为主要特征。

11.4　实验室常规检查及特殊检查

11.4.1　实验室常规检查

缺乏特异性的实验室检查指标,部分检查对 PAN 的诊断具有提示意义。如:ESR 升高,常高于 60mm/h;CRP 水平升高,血清白蛋白水平下降,白细胞升高,正细胞正色素性贫血,部分患者血小板升高;可出现嗜酸性粒细胞升高,其原因可能与炎症及组织损害引起的变态反应有关,因此对于嗜酸性粒细胞升高的血管炎,应想到 PAN 的可能。类风湿因子可呈阳性,但滴度较低,部分患者循环免疫复合物阳性,补体水平下降,血清冷球蛋白阳性,可有肝功能异常。

肾功能:肾脏损害时尿常规显示蛋白尿、血尿、管型尿,血肌酐可增高,一旦出现血肌酐升高,可能提示肾脏出现不可逆损害(中华医学会风湿病学分会，2011）。

11.4.2 免疫学检查

7%~36% 的患者 HBV 表面抗原阳性。本病中约 20% 患者 ANCA 阳性，且主要是 P-ANCA 阳性（中华医学会风湿病学分会，2011）。

11.4.3 影像学检查

怀疑 PAN 而临床查体缺乏足够证据时可行：①彩色多普勒超声，中等血管受累，可探及受累血管的狭窄、闭塞或动脉瘤形成，小血管受累者探查困难。②计算机体层扫描和 MRI，较大血管受累者可查及血管呈灶性、节段性分布，受累血管壁水肿等。③静脉肾盂造影，可见肾梗死区有斑点状充盈不良影像。如有肾周出血，则显示肾脏边界不清和不规则块状影，腰大肌轮廓不清，肾盏变形和输尿管移位。④血管造影，文献（Stanson et al，2018）报道 98% 的 PAN 患者血管造影可发现血管狭窄、扩张或闭塞。四肢血管、肾动脉及胃肠道动脉受累常见。遇有不明原因腹痛，特别是怀疑肠道血管病变者，应积极行肠道血管造影或 CT 血管造影，如见狭窄、瘤样扩张或闭塞等表现，则应排除 PAN 可能。选择性内脏血管造影，可见到受累血管呈节段性狭窄、闭塞，动脉瘤和出血征象。动脉瘤最常见于肾、肝以及肠系膜动脉。肾血管造影常显示多发性小动脉瘤及梗死，由于输尿管周围血管炎和继发性纤维化可出现单侧或双侧输尿管狭窄，该项检查在肾功能严重受损者慎用（中华医学会风湿病学分会，2011）。血管造影显示血管狭窄和微动脉瘤是 PAN 与其他原因（如动脉硬化、纤维肌性发育不良等）鉴别的诊断特征（Stanson et al，2018）。

11.4.4 病理检查

组织病理活检是 PAN 诊断的重要途径。对于有症状的组织可先行组织活检。临床常进行活检的组织包括皮肤、腓肠神经、睾丸以及骨骼肌。PAN 病理主要表现为中小肌性动脉、小动脉的纤维素样坏死和炎性细胞浸润，同一血管可同时存在病损和增生修复；灶性的坏死性血管炎，血管壁通常伴有炎症细胞浸润。但 PAN 受累血管的病理表现和许多血管疾病的病理表现类似，相互鉴别较困难，且有些患者以内脏血管受累为主，取材困难，这也是 PAN 诊断困难另一个重要原因（中华医学会风湿病学分会，2011；王宪斌和徐东，2014）。

11.5 诊断

目前均采用 1990 年 ACR 的分类标准：①体质量下降≥4kg（无节食或其

他原因所致）；②网状青斑（四肢和躯干）；③睾丸痛和/或压痛（并非感染、外伤或其他原因引起）；④肌痛、乏力或下肢压痛；⑤多发性单神经炎或多神经炎；⑥舒张压≥90mmHg（1mmHg=0.133kPa）；⑦血尿素氮>400mg/L 或肌酐>15mg/L（非肾前因素）；⑧血清 HBV 标记（HBsAg 或 HBsAb）阳性；⑨动脉造影见动脉瘤或血管闭塞（除外动脉硬化、纤维肌性发育不良或其他非炎症性病变）；⑩中小动脉壁活检见中性粒细胞和单核细胞浸润。

上述 10 条中至少有 3 条阳性者可诊断为 PAN。其诊断的敏感性和特异性分别为 82.2% 和 86.6%。在有不明原因发热、腹痛、肾衰竭或高血压时，或当怀疑为肾炎或心脏病患者伴有嗜酸性粒细胞增多或不能解释的症状和关节痛、肌肉压痛与肌无力、皮下结节、皮肤紫癜、腹部或四肢疼痛，或迅速发展的高血压时，应考虑 PAN 的可能性。全身性疾病伴原因不明的对称或不对称地累及主要神经干，如桡神经、腓神经、坐骨神经的周围神经炎（通常为多发性，即多发性单神经炎），亦应警惕 PAN。

因为 PAN 无特异性血清反应，所以只能根据典型的坏死性动脉炎的病理改变，或对中等血管作血管造影时显示的典型动脉瘤作出诊断。由于病变的局灶性，活检有时可能得不到阳性结果。在缺乏临床症状时，行肌肉盲检阳性率不足 50%，肌电图与神经传导测定可有助于选择肌肉或神经的活检取材部位。如其他部位不能提供诊断所需的标本，应提倡作睾丸活检（镜下损害以此处多见）。对肾炎患者进行肾脏活检、对严重肝功能异常者进行肝脏活检是可取的。当没有肯定的组织学证据时，选择性血管造影见到肾、肝和腹腔血管小动脉瘤形成对疾病有诊断价值（中华医学会风湿病学分会，2011）。

11.6 鉴别诊断

本病临床表现复杂，变化多样，需与各种感染性疾病，如感染性心内膜炎、原发性腹膜炎、胆囊炎、胰腺炎、内脏穿孔、消化性溃疡、出血、肾小球肾炎、冠心病、多发性神经炎、病毒感染、恶性肿瘤及结缔组织病继发的血管炎相鉴别。还需与家族聚集和分娩促进 PAN 型血管炎的发作。典型的 PAN 还应注意与显微镜下多血管炎、变应性肉芽肿性血管炎和冷球蛋白血症等相鉴别。

（1）显微镜下多血管炎：①以小血管（毛细血管、小静脉、小动脉）受累为主；②可出现急剧进行性肾炎和肺毛细血管炎、肺出血；③周围神经受累较少，占 10%~20%；④P-ANCA 阳性率较高，占 50%~80%；⑤与 HBV 感染无关；⑥治疗后复发率较高；⑦血管造影无异常，依靠病理诊断。

（2）变应性肉芽肿性血管炎（又称 Churg-Strauss 综合征）：①病变可累及小、中直径的肌性动脉，也可累及小动脉、小静脉；②肺血管受累多见；③血管内和血管外有肉芽肿形成；④外周血嗜酸性粒细胞增多，病变组织嗜酸性粒细胞浸润；⑤既往有支气管哮喘和／或慢性呼吸道疾病的病史；⑥如有肾受累则以坏死性肾小球肾炎为特征；⑦2/3 患者 ANCA 阳性。

11.7 治疗

PAN 一旦出现脏器的缺血坏死，会造成不可逆的损害，预后很差，因此早期诊断治疗至关重要，可明显改善预后。应根据病情轻重、疾病的阶段性、个体差异及有无并发症等病情决定治疗方案。目前该病治疗的主要用药是糖皮质激素（glucocorticoid, GC）联合免疫抑制剂，积极的免疫治疗对改善预后非常重要。治疗前应寻找包括某些药物在内的致病原因，并避免与之接触（中华医学会风湿病学分会，2011）。

1. 糖皮质激素　糖皮质激素是治疗本病的首选药物。及时用药可有效地改善症状，缓解病情。一般口服泼尼松 1mg/（kg·d），3~4 周后逐渐减至原始剂量的一半（减量方法依患者病情而异，可每 10~15d 减少总量的 5%~10%）；伴随剂量递减，减量速度越加缓慢，至每日或隔日口服 5~10mg 时，长期维持一段时间（一般不短于 1 年）。病情严重如肾损害较重者，可用甲泼尼龙 1.0g/d 静脉滴注 3~5d，之后用泼尼松口服，服用糖皮质激素期间要注意不良反应。

2. 免疫抑制剂　通常首选环磷酰胺与糖皮质激素联合治疗。环磷酰胺剂量为 2~3mg/（kg·d）口服，也可用隔日 200mg 静脉滴注或按 0.5~1.0g/m^2 体表面积静脉冲击治疗，每 3~4 周 1 次，连用 6~8 个月。以后每 2~3 个月 1 次至病情稳定 1~2 年后停药。用药期间注意药物不良反应，定期检查血、尿常规和肝、肾功能。也可应用硫唑嘌呤、甲氨蝶呤、苯丁酸氮芥、环孢素、霉酚酸酯、来氟米特等，注意药物的不良反应。特发性 PAN 患者年龄超过 65 岁、肾功能损害、心力衰竭和胃肠道受累是预后不利因素，应积极给予糖皮质激素联合免疫抑制剂治疗（Schirmer and Moosig, 2018）。

3. HBV 感染患者用药　对于 HBsAg 阳性 PAN 患者的治疗更需兼顾控制 PAN 活动及 HBV 活动两个方面（王宪斌和徐东，2014）。与 HBV 复制相关患者，可以应用小剂量糖皮质激素，尽量不用环磷酰胺，必要时可试用霉酚酸酯，每日 1.5g，分 2 次口服。应强调加用抗病毒药物，如 INF-α、拉米夫定等。乙型肝炎相关的 PAN 的治疗，可与肝病专家合作，以确保根据目前的治疗标准治疗乙型肝炎。

4. 血管扩张剂、抗凝剂　如出现血管闭塞性病变，加用阿司匹林 50~100mg/d；双嘧达莫 25~50mg，每日 3 次；低分子肝素、丹参等。对高血压患者应积极控制血压。

5. 免疫球蛋白和血浆置换　重症 PAN 患者可用大剂量免疫球蛋白冲击治疗,常用 200~400mg/(kg·d)静脉注射,连续 3~5d。必要时每 3~4 周重复治疗 1 次。血浆置换能于短期内清除血液中大量免疫复合物,对重症患者有一定疗效,需注意并发症如感染、凝血障碍和水电解质紊乱。采用血浆置换或静脉注射大剂量免疫球蛋白,也应同时使用糖皮质激素和免疫抑制剂。

6. 生物制剂　近来已经有多个关于 TNF 拮抗剂治疗 PAN 的个案报道,但目前仍不能替代激素和环磷酰胺,作为治疗 PAN 的一线药物。生物制剂在 PAN 中的应用仍有待进一步研究。

7. 皮肤动脉炎　由于皮肤动脉炎的高质量研究很少,治疗依据病例报道。由于预后良好,积极治疗后通常不会全身进展并具有侵略性。低剂量糖皮质激素(每日相当于 30mg 泼尼松龙)是有效的。如果临床表现很少,可考虑使用替代的非甾体抗炎药,局部糖皮质激素或秋水仙碱。对于复发或难治性病程,可能需要更高剂量的糖皮质激素(每日 0.5~1mg/kg 泼尼松龙)。在严重或难治性病例中,可考虑硫唑嘌呤、甲氨蝶呤或环磷酰胺与高剂量糖皮质激素联合使用(Schirmer and Moosig, 2018)。

11.8　预后

未经治疗的 PAN 预后极差,通常是致死的,5 年生存率仅 13%。常见死亡原因包括心、肾或其他重要器官的衰竭,胃肠道并发症或动脉瘤破裂等。自从应用激素和环磷酰胺治疗 PAN 后,患者的 5 年生存率显著提高,可达 80%。治疗中可发生潜在致命的机会性感染,应予注意。年龄 >50 岁患者预后差。随着严重程度和病因研究的深入和治疗方案的改进,预后将不断改善。

(周为民)

参考文献

马小芬,刘立军,2016. 周福德结节性多动脉炎致肾损伤和胃十二指肠动脉瘤破裂大出血一例. 中华医学杂志,96(12):979-980.

王宪斌,徐东,2014. 结节性多动脉炎的临床特点分析. 中华风湿病学杂志,18(1):34-38.

中华医学会风湿病学分会,2011. 结节性多动脉炎诊断和治疗指南. 中华风湿病学杂志,15(3):192-193.

DE GOLOVINE S, PARIKH S, LU L, et al, 2008. A case of polyarteritisnodosa presenting initially as peripheral vascular disease. J Gen Intern Med, 23(9): 1528-1531.

DE VIRGILIO A, GRECO A, MAGLIULO G, et al, 2016. Polyarteritisnodosa: a contemporary overview. Autoimmun Rev, 15 (6): 564-570.

SCHIRMER J H, MOOSIG F, 2018. Update: polyarteriitisnodosa. Z Rheumatol, 77 (5): 397-408.

STANSON A W, FRIESE J L, JOHNSON C M, et al, 2001. Polyarteritis nodosa: spectrum of angiographic findings. Radiographics, 21 (1): 151-159.

SUNDERKOTTER C H, ZELGER B, CHEN K R, et al, 2018. Nomenclature of cutaneous vasculitis: dermatologic addendum to the 2012 revised International Chapel Hill Consensus Conference Nomenclature of Vasculitides. Arthritis Rheumatol, 70 (2): 171-184.

12 川 崎 病

川崎病（Kawasaki disease，KD）是一种病因不明、以急性持续发热、弥漫性黏膜炎症、四肢硬化性水肿、多形性皮疹及非化脓性颈部淋巴结肿大为主要表现的皮肤黏膜淋巴结综合征，由 Tomisaku 于 1967 年首次报道。该病主要影响 5 岁以下儿童，发病率呈逐年上升趋势，因其可造成冠状动脉损害，现已成为发达国家儿童获得性心脏病的最常见原因。

12.1 流行病学

该病在不同地区的报道中发病率差别较大。KD 在 5 岁以下的日本儿童中发病率为 308/10 万。在英国，一项间接流行病学调查显示，5 岁以下儿童发病率为 9.2/10 万，但最近英国儿童直接监测小组的直接流行病学调查显示，5 岁以下儿童发病率为 4.55/10 万。在美国，发病率约为 25/10 万（Eleftheriou et al，2014）。在中国，不同省份及地区采用不同的调查方法进行流行病学研究，使得数据的可比性欠佳。在北京，调查问卷被发放到目标医院中，其疾病诊断标准和研究方法与日本的 KD 全国性调查基本相同。2000 年和 2004 年北京 <5 岁儿童的 KD 发病率分别为 40.9/10 万和 55.1/10 万。在一项为期 10 年（1995—2004 年）的研究中，发病率表现为显著上升趋势。在上海，调查问卷和诊断标准被发放至提供儿科医疗的 50 所医院中，<5 岁儿童发病率在 1998—2002 年为 27.3/10 万，在 2003—2007 年增至 46.3/10 万。

12.2 病理生理

KD 主要造成全身中、小动脉的系统性炎症，尤其是冠状动脉。典型的病理过程分 3 期（Furusho et al，1983）：

第 1 期：坏死性动脉炎期，于发热后 2 周内完成，大量中性粒细胞炎性浸润，进入外膜，逐渐破坏动脉壁，从而形成动脉瘤。

第 2 期：亚急性或慢性血管炎期，于发热后前 2 周开始，持续数月，表现为持续的淋巴细胞、浆细胞、嗜酸性粒细胞浸润。

第3期：腔内肌成纤维细胞增生期，开始于前2周，持续数月至数年不等，肌成纤维细胞的持续增生，所产生的基质，以及亚急性或慢性炎症细胞的持续浸润，导致动脉进行性狭窄，甚至完全闭塞。

冠状动脉损伤的病理结果取决于病变的严重程度。轻度扩张和炎症的动脉可能会恢复正常。大的囊状动脉瘤失去了内膜、中膜，弹性下降，无法再生，残留的外膜可破裂或继发血栓形成、机化、再通和钙化。部分梭状动脉瘤可因腔内肌成纤维细胞增生导致血栓形成或进行性狭窄（Kato et al, 1979）。巨大的动脉瘤可以在发热后的前2~3周破裂。冠状动脉的狭窄、血栓形成可导致心肌梗死。

12.3 临床表现

1. 发热 发热是诊断该病的必要条件。KD患儿体温一般在39℃以上，抗感染治疗无效，若未进行积极有效的治疗，发热可持续1~3周，甚至长达1个月。

2. 球结膜充血 急性期出现，累及双侧，无脓性分泌物渗出，其病理表现为球结膜典型的坏死性微血管炎和纤维蛋白坏死，常分布在角膜缘，长1~2mm，体温恢复正常后很快消退，少数患儿的轻微充血可能持续1~2周。

3. 皮疹 KD患儿的皮疹多数表现为斑丘疹，呈多形性改变，常见于躯干、四肢，有时会阴部明显，偶表现为银屑病及脓疱，但没有水疱及结痂。

4. 口唇改变 主要表现为口唇干裂、出血、口腔弥漫性充血，由于舌乳头突起、充血，呈"杨梅舌"样改变，往往在急性期出现。

5. 颈部淋巴结肿大 发生率较低，为非化脓性淋巴结肿大，累及单侧或双侧颈部，直径≥1.5cm。

6. 手足改变 急性期，KD患儿可见手足硬性水肿，掌跖发红，多数在病程第2周完全消失；亚急性期，可出现指/趾甲与皮肤连接处膜状脱皮，恢复期可出现横沟、卷曲、白斑甚至脱落，通常1~2个月后自行恢复。

7. 心脏表现 KD累及心脏时可表现为心包炎、心肌炎、心内膜炎、心律失常，冠状动脉受累可形成冠状动脉瘤或狭窄，如治疗不及时可出现心肌梗死，而心肌梗死和冠状动脉瘤破裂可导致心源性休克甚至猝死。冠状动脉损害多出现在病程第2~4周，少数可于恢复期出现。

8. 其他表现 可出现无菌性脑膜炎、面神经麻痹、葡萄膜炎、咽后壁蜂窝织炎、间质性肺炎、尿道炎、关节炎，累及消化系统时可出现腹痛、腹泻、呕吐、麻痹性肠梗阻、肝大、黄疸等表现。另外，接种卡介苗处瘢痕可见红斑，有助于诊断不典型 KD。

12.4　辅助检查

1. 血液学检查　外周血白细胞计数增多,以中性粒细胞为主,呈"核左移";轻度贫血,血小板正常或略升高;ESR 加快,CRP 升高,血钠低,白蛋白水平低,血清转氨酶升高。

2. 免疫学检查　血清 IgA、IgE、IgG、IgM 及循环免疫复合物升高,Th2 类细胞因子(如 IL-6)升高,总补体及 C3 正常或略升高。

3. 胸部 X 线　提示肺纹理增多,模糊或斑片状阴影,心影可扩大。

4. 心电图　早期呈非特异性 ST-T 改变,发生心包炎时可出现广泛导联 ST 段抬高及低电压,心肌梗死时出现 ST 段明显抬高、T 波倒置及异常 Q 波。

5. 超声心动图　为该病最重要的辅助检查之一,急性期可见心包积液,左室内径增宽,主动脉瓣、二尖瓣、三尖瓣反流;冠状动脉可出现扩张、动脉瘤形成,严重者可出现瘤内血栓形成、冠状动脉狭窄甚至破裂。

6. 冠状动脉造影　如心电图提示心肌缺血表现,或超声心动图检查见多发冠状动脉瘤,应行冠状动脉造影,明确冠状动脉受损程度,指导治疗。

7. 冠状动脉 CT 血管造影　可用于评估冠状动脉瘤、狭窄、血栓形成、钙化等形态学、血流动力学改变,部分可取代冠状动脉造影。

12.5　诊断

2017 年,美国心脏协会(American Heart Association,AHA)公布的《川崎病诊断、治疗和长期管理指南》给出了 KD 的诊断标准。(Mccrindle et al,2017)

(1)发热 5 天以上,抗生素治疗无效。

(2)球结膜充血,无渗出物。

(3)皮疹,多数表现为斑丘疹,呈多形性,没有水疱及结痂。

(4)口唇干裂,口腔黏膜弥漫充血,杨梅舌。

(5)非化脓性颈部淋巴结肿大。

(6)手足红斑,硬性水肿,恢复期脱皮。

以上 6 条中,第 1 条为必要条件,其余 5 条出现 4 条即可诊断 KD,如不足 4 条,超声心动图见冠状动脉损害亦可诊断。

12.6 治疗方法

1. 阿司匹林 由于 KD 主要导致中小动脉的炎性改变,阿司匹林因其具有抗炎、抗血小板聚集作用,成为 KD 的常规治疗。剂量通常为 30~50mg/(kg·d),分 2~3 次服用,热退后 3d 逐渐减量,2 周左右减至 3~5mg/(kg·d),维持 6~8 周。如存在冠状动脉病变,则需要适当延长用药时间(Newburger et al,2004)。

2. 静脉注射免疫球蛋白(intravenous immunoglobulin,IVIG) 自 1984 年 Furusho 等提出应用 IVIG 治疗 KD 以来,IVIG 在降低 KD 冠状动脉损伤发生率方面得到全球各大医疗中心的广泛认可(Newburger et al,1991;Singh et al,2009)。IVIG 的最佳剂量为 2g/(kg·d)单次冲击治疗,于发病早期(病程 10d 以内)应用,同时合并使用阿司匹林,一般可迅速退热,如输注后无效,可重复使用 1 次,从而有效预防冠状动脉病变的发生。如接受大剂量 IVIG 冲击治疗 48 h 后仍有持续发热(体温高于 38℃)和/或炎性反应,考虑为 IVIG 非敏感型 KD。需要注意的是,由于 IVIG 的特异性抗病毒抗体可能会造成免疫应答延迟,使用期间不建议接种麻疹、腮腺炎、风疹和水痘等活病毒疫苗。

3. 糖皮质激素 由于糖皮质激素促进血栓形成、阻碍组织修复,有增加冠状动脉病变及诱发动脉瘤的风险,一般不作为 KD 的常规治疗。Eleftheriou 等提出,以下 3 类 KD 患儿可以考虑使用激素治疗:①IVIG 非敏感型 KD;②存在发生冠状动脉瘤的高危因素,如年龄小于 1 岁、CRP 持续升高、肝功能异常、白蛋白低、贫血、噬血综合征及休克等;③冠状动脉已经发生病变,且持续炎性反应。推荐剂量为:醋酸泼尼松,1~2mg/(kg·d),用药 2~4 周后逐渐减量停药,同时联合应用阿司匹林。

4. 其他治疗 如双嘧达莫、氯吡格雷等抗血小板治疗,补液、保肝、抗心律失常、抗心力衰竭等对症及支持治疗,如发生心肌梗死需及时行溶栓治疗,严重冠状动脉病变可以考虑行冠状动脉搭桥术。2017 年,AHA 指南指出,对于 IVIG 无反应的 KD 患儿,推荐使用英夫利西。另外,对以上药物均无效的患儿,可考虑使用环孢素、单克隆抗体、血浆置换和细胞毒性药物等。

12.7 预后

KD 为自限性疾病,多数预后良好,复发率为 1%~2%,无冠状动脉病变患儿需定期复查,包括体格检查、心电图、超声心动图检查。未经有效治疗的患儿,10%~20% 发生冠状动脉病变,应长期密切随访。冠状动脉扩张或动脉瘤一般于病后 2 年内自行消失,仅遗留管壁增厚和弹性减弱等功能异常。巨大冠状动脉瘤常不易完全消失,可导致血栓形成或管腔狭窄,需行外科介入治疗。

（王豪夫）

参考文献

ELEFTHERIOU D, LEVIN M, SHINGADIA D, et al, 2014. Management of Kawasaki disease. Arch Dis Child, 99（1）: 74-83.

FURUSHO K, SATO K, SOEDA T, et al, 1983. High-dose intravenous gammaglobulin for kawasaki disease. Lancet, 2（8363）: 1359.

KATO H, KOIKE S, YOKOYAMA T, et al, 1979. Kawasaki disease: effect of treatment on coronary artery involvement. Pediatrics, 63（2）: 175-179.

MCCRINDLE B W, ROWLEY A H, NEWBURGER J W, et al, 2017. Diagnosis, treatment and long-term management of Kawasaki disease: a scientific statement for health professionals from the American heart association. Circulation, 135（17）: e927-e999.

NEWBURGER J W, TAKAHASHI M, BEISER A S, et al, 1991. A single intravenous infusion of gamma globulin as compared with four infusions in the treatment of acute Kawasaki syndrome. N Engl J Med, 324（23）: 1633-1639.

NEWBURGER J W, TAKAHASHI M, GERBER M A, et al, 2004. Diagnosis, treatment, and long-term management of Kawasaki disease: a statement for health professionals from the Committee on Rheumatic Fever, Endocarditis and Kawasaki Disease, Council on Cardiovascular Disease in the Young, American Heart Association. Circulation, 114（6）: 2747-2771.

SINGH S, KAWASAKI T, 2009. Kawasaki disease: an Indian perspective. Indian Pediatr, 46（7）: 563-571.

13　血栓性浅静脉炎

血栓性浅静脉炎在临床上较为常见,被认为是一种良性、自限性疾病,临床表现主要是沿浅静脉走行的疼痛、条索状硬结、红肿等,较少数情况下可伴有感染。然而,如果累及较大的轴向静脉(大隐静脉或小隐静脉),则可进展到深静脉系统,甚至引起肺栓塞。对于一些特殊类型的血栓性浅静脉炎(如腹壁或游走性浅静脉炎),常常为其他疾病的伴随表现,临床上应当引起高度注意。本文将对血栓性浅静脉炎的类型、危险因素、诊断及治疗进行阐述。

13.1　血栓性浅静脉炎的类型

血栓性浅静脉炎顾名思义是指浅静脉炎伴有血栓形成,主要发生于下肢浅静脉、上肢浅静脉以及特殊类型的血栓性浅静脉炎,其中以下肢血栓性浅静脉炎多见。

13.1.1　下肢血栓性浅静脉炎

下肢血栓性浅静脉炎在临床上最为常见(图 13-1),而且可能比过去所认为的要常见得多,大隐静脉或小隐静脉的血栓形成比下肢深静脉血栓形成(deep venous thrombosis,DVT)更为常见(Cannegieter et al,2015),而下肢浅静脉血栓形成(superficial vein thrombosis,SVT)是否会增加除 DVT 和肺栓塞之外其他血栓形成事件的发生风险尚不清楚。一项来自丹麦国家注册中心的队列研究经过中位时间为 7 年的随访发现,在诊断出 SVT 后,急性心肌梗死(acute myocardial infarction,AMI)、卒中和死亡的发生风险增加(Boehler et al,2014)。

13.1.2　上肢血栓性浅静脉炎

上肢血栓性浅静脉炎的发生主要是在浅

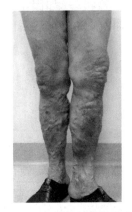

图 13-1　下肢血栓性浅静脉炎

静脉血栓形成的基础上发生,临床表现主要由血栓引起的无菌性静脉炎,导致患者沿浅静脉走行方向出现疼痛、压痛、硬结等。文献报道,70%~80% 发生在上肢浅静脉及深静脉的血栓事件都与静脉置管有关(Spiezia et al, 2010),其余则是由解剖因素(静脉型胸廓出口综合征)、遗传性易栓症引起。导管相关性血栓性浅静脉炎与置管位置、类型、输注液体类型及患者全身情况有关。

13.1.3　特殊类型的血栓性浅静脉炎

胸腹壁血栓性浅静脉炎又称 Mondor 病,1939 年由 Mondor 首先报道此病(Becker et al, 2001),证实本病为闭塞性静脉内膜炎,临床上常发生于乳房重建术或隆胸术后,发病率约为 0.63%(Diaconu et al, 2010)。Mondor 病表现为从前腹壁至乳房存在一条质硬或触痛条索。

反复发作的游走性浅静脉炎常常是其他疾病的早期表现,如 TAO 早期表现为游走性四肢中小静脉的游走性浅静脉炎,Trousseau 综合征早期表现为反复发作的游走性静脉炎,其与腺癌有关,尤其应高度关注胰腺癌。

13.2　危险因素

血栓性浅静脉炎与增加血液凝固发生风险的疾病有关,其中包括导致静脉淤滞、凝血或纤维蛋白溶解异常,以及血管内皮功能障碍的疾病。具体原因包括:急性静脉疾病(如 DVT、静脉损伤)、慢性静脉疾病(如静脉曲张、慢性静脉功能不全)、静脉操作(如硬化疗法、手术切除、静脉穿刺)、不活动(如术后、创伤后)、妊娠、肥胖、感染、静脉内治疗、药物滥用、激素类药物的使用(如雌 - 孕激素类避孕药及雌激素的应用)、既往静脉血栓病史、恶性肿瘤,以及一些遗传性易栓状态(如因子 V Leiden 突变、凝血酶原基因突变)和获得性易栓症等(Gillet et al, 2004; Saber et al, 2011; Van et al, 2011)。

13.3　临床表现

13.3.1　单纯性表现

大部分临床表现都是单纯性的,典型表现为沿浅表静脉,通常是曲张属支静脉路径的压痛、硬化、疼痛和 / 或红斑。静脉炎的严重程度根据受累静脉的长度不同而异。此外,由于受累静脉内存在血栓,患者常存在可触及、有时呈结节状的条索。肢体抬高时仍可触及该条索提示存在血栓。低热可见于单纯性血栓性浅静脉炎,如果出现高热,应怀疑有化脓性的血栓性浅静脉炎。

13.3.2　复杂性表现

除血栓性浅静脉炎的单纯性临床表现外,对于少数严重的血栓性浅静脉炎患者,可表现为化脓性血栓性静脉炎或静脉血栓栓塞症等复杂性表现。

（1）化脓性血栓性静脉炎表现:高热、皮下波动感和／或脓液渗出提示存在静脉内感染,应怀疑有化脓性血栓性静脉炎。脓毒性血栓性静脉炎在没有静脉内置管（静脉穿刺或插管）病史的情况下不常发生。

（2）静脉血栓栓塞症表现:一项纳入37项研究的系统评价表明,下肢血栓性浅静脉患者中共存 DVT 的发病率为 6%~53%（Leon, 2005）。最高的 DVT 发病率见于近端的大隐静脉膝上段受累时,其血栓可通过隐股静脉连接处、隐腘静脉连接处或交通静脉相延续,也可非延续性地存在于静脉中（Lohr et al, 1992）。有文献报道（Guex, 1996）,血栓可同时发生于远离浅静脉炎的位置,甚至发生于对侧肢体。患者也可出现肺栓塞的临床症状和体征,不过在 SVT 中比 DVT 中少见得多（Meissner et al, 2007）。在没有 DVT 的情况下,肺栓塞通常不会发生。

13.4　诊断

根据患者病史、体征及临床表现,尤其是对于有已知危险因素的患者,血栓性浅静脉临床诊断常比较明显。

对于孤立的单纯性下肢血栓性静脉炎,如果不累及大隐静脉或小隐静脉,也不存在其他发生 DVT 的危险因素,那么发生静脉血栓症的可能性很低,没有必要再做进一步检查。患者应进行对症治疗,并在 7~10d 内复行体格检查以评估是否有缓解或进展,如果治疗部位的临床症状有任何恶化或体格检查显示静脉炎体征有任何临床进展（如疼痛加剧、肿胀加重、有红斑或条索的区域扩大）,都应行双功超声检查（Johnson et al, 2010）。但对于有下肢轴向静脉（大隐静脉或小隐静脉）血栓形成者,应进一步完善下肢静脉双功超声检查及血浆 D- 二聚体化验,必要时进一步完善肺功能检查或胸部 CT 血管造影,以排除静脉血栓栓塞症形成可能。

上肢血栓性浅静脉炎的患者往往有置管输液史,诊断较为容易,且发生静脉血栓栓塞症的风险极低,无须进一步做相应影像学检测。但对于怀疑有化脓性血栓性静脉炎的患者,应及时拔除导管并送血培养化验,以针对性地应用相应的抗生素。

对于有特殊类型的血栓性浅静脉炎,血栓性浅静脉炎诊断较为明确,但诊断不应停留在此,除了进行严格的病史采集外,临床上应高度关注其可能出现的某些疾病的早期表现。

13.5　治疗

对于静脉血栓栓塞发生风险较低的单纯性、范围较小的血栓形成,初始治疗应采用支持治疗,包括腰部以下肢体抬高、热敷或冷敷、应用非甾体抗炎药(nonsteroid anti-inflammatory drug, NSAID),并可使用压力袜治疗(Kearon et al, 2016)。应鼓励患者尽可能多走动,除非有高热、流脓等感染征象,否则不需要抗生素治疗。

13.5.1　局部加压治疗

主要适用于下肢血栓性浅静脉炎患者。一项研究(Boehler et al, 2014)将下肢血栓性浅静脉患者随机分配到压力袜组或非压力袜组,所有患者都接受了低分子量肝素治疗。结果显示,两组均有明显的临床症状减轻及生存质量提高,且效果相当;但治疗后第 7 天,超声检查显示压力袜组的血栓消退更快。如果没有禁忌证(如外周动脉疾病),浅静脉炎伴血栓形成患者可使用Ⅱ级或更高级别的压力袜,有些患者由于炎症范围较广而可能无法耐受压力袜,尤其是当已经启动抗凝治疗时,就没有必要坚持穿压力袜。如果要穿压力袜,其长度应尽可能覆盖受累静脉的全部范围。

13.5.2　口服药物治疗

一项随机试验发现,非甾体抗炎药与安慰剂相比可显著降低血栓蔓延和 / 或复发率,有效减轻由静脉炎引起的疼痛,但在浅静脉炎伴血栓形成的治疗中,尚未发现某种非甾体抗炎药比另一种更有效。其他口服药物包括改善静脉功能类药物(马栗种子提取物片等)及增强内源性纤维蛋白溶解类药物(去纤苷),均可显著减轻患者症状(Lozano et al, 2003)。

13.5.3　局部用药物

局部用药物可缓解症状并加快浅静脉炎伴血栓形成的缓解,在一项随机试验中,每日 3 次、最长达 7d 的局部用肝素治疗比安慰剂更有效。笔者对于有血栓性浅静脉炎的患者局部应用多磺酸黏多糖乳膏有明显的疗效,其主要是通过作用于血液凝固和纤维蛋白溶解系统而具有抗血栓形成作用,另外,通过抑制各种参与分解代谢的酶以及影响前列腺素和补体系统而具有抗炎作用。

13.5.4 抗凝治疗

1. 低血栓栓塞风险　不是所有浅静脉炎伴血栓形成患者都需要抗凝治疗。对于血栓栓塞风险低（即受累静脉段 <5cm、远离隐股 / 隐窝静脉连接处）的患者，由于抗凝治疗有引起出血的潜在风险，一般采用除抗凝治疗外的其他方案作为控制疼痛和减少血栓蔓延的首选初始药物。孤立的单纯性病变往往采用单独的对症治疗即可缓解。

2. 高血栓栓塞风险　基于多项随机试验，对于有血栓栓塞风险增加的血栓性浅静脉炎患者和复发型血栓性浅静脉炎的患者进行抗凝治疗（Spiezia et al，2010）。血栓栓塞风险增加的患者包括血栓靠近深静脉系统（距离≤5cm；尤其是累及大隐静脉时）的患者、受累静脉段≥5cm 的患者，以及有易栓症的患者。但抗凝治疗的最佳药物、剂量和使用时长仍不确定。

目前常用的抗凝药物包括：肝素类抗凝药物（普通肝素、磺达肝癸钠、那屈肝素钙、依诺肝素钠）及新型口服抗凝药物利伐沙班。国内外大部分评估下肢 SVT 抗凝治疗的研究均发现抗凝治疗对患者有益，但各项研究尚未一致表明上述任何药物可明显降低肺栓塞的发病率。在《卢瑟福血管外科学》及《血管腔内治疗学》中推荐（Sicard，2018）：①对于 SVT 长度 >5 cm 的患者，建议使用预防剂量的磺达肝癸钠或低分子肝素治疗 45d，优于不使用抗凝治疗（推荐等级 2B 级）；②对于使用抗凝治疗的 SVT 患者，推荐使用磺达肝癸钠（2.5mg/d）或预防剂量的低分子肝素（推荐等级 2C 级）。

13.5.5 抗生素治疗

单纯性血栓性浅静脉炎不需要使用抗生素。然而，若怀疑有化脓性血栓性静脉炎，则需针对最可能的微生物进行经验性抗生素治疗，并根据培养结果和药敏结果对治疗进行调整。

13.5.6 手术治疗

有研究表明，与抗凝治疗相比，手术治疗（结扎隐股静脉连接处或剥离有血栓的浅静脉）的静脉血栓栓塞发生率更高。然而，对于反复发作血栓性静脉炎的患者，急性炎症消退后即可进行静脉切除术；切除静脉可防止该部位再次发生静脉炎。

对于无法行抗凝治疗的近端 SVT 患者，应在隐股静脉连接处或隐腘静脉连接处结扎隐静脉，以降低深静脉血栓发生概率。化脓性血栓性静脉炎需进行手术引流，并可进行静脉切除。

（刘佳豪　杨　涛）

参考文献

BECKER L, MCCURDY L I, TAVES D H, 2001. Superficial thrombophlebitis of the breast
（Mondor's disease）. Can AssocRadiol J, 52（3）: 193.

BOEHLER K, KITTLER H, STOLKOVICH S, et al, 2014. Therapeutic effect of compression
stockings versus no compression on isolated superficial vein thrombosis of the legs: a
randomized clinical trial. Eur J Vasc Endovasc Surg, 48（4）: 465-471.

CANNEGIETER S C, HORVATH-PUHO E, SCHMIDT M, et al, 2015. Risk of venous and
arterial thrombotic events in patients diagnosed with superficial vein thrombosis: a nationwide
cohort study. Blood, 125（2）: 229-235.

DIACONUC, MATEESCU D, BĂLĂCEANU A, et al, 2010. Pancreatic cancer presenting with
paraneoplastic thrombophlebitis-case report. J Med Life, 3（1）: 96-99.

GILLET J L, ALLAERT F A, PERRIN M, 2004. Superficial thrombophlebitis in non varicose
veins of the lower limbs. A prospective analysis in 42 patients. J Mal Vasc, 29（5）: 263-272.

GUEX J J, 1996. Thrombotic Complications of varicose veins: a literature review of the role of
superficial venous thrombosis. Dermatol Surg, 22（4）: 378-382.

JOHNSON S A, STEVENS S M, WOLLER S C, et al, 2010. Risk of deep vein thrombosis
following a single negative whole-leg compression ultrasound. JAMA, 303（5）: 438.

KEARON C, AKL E A, ORNELAS J, et al, 2016. Antithrombotic therapy for VTE disease:
CHEST guideline and expert panel report. Chest, 149（2）: 315-352.

LEON L, 2005. Clinical significance of superficial vein thrombosis. Eur J Vasc Endovasc Surg, 29
（1）: 10-17.

LOHR J M, MCDEVITT D T, LUTTER K S, et al, 1992. Operative management of greater
saphenous thrombophlebitis involving the saphenofemoral junction. Am J Surg, 164（3）: 269.

LOZANO F S, ALMAZAN A, 2003. Low-molecular-weight heparin versus saphenofemoral
disconnection for the treatment of above-knee greater saphenous thrombophlebitis: a
prospective study. Vasc Endov Surg, 37（6）: 415-420.

MEISSNER M H, WAKEFIELD T W, ASCHER E, et al, 2007. Acute venous disease: Venous
thrombosis and venous trauma. J Vasc Surg, 46 Suppl S: 25S-53S.

SABER W, MOUA T, WILLIAMS E C, et al, 2011. Risk factors for catheter-related thrombosis
（CRT）in cancer patients: a patient-level data（IPD）meta-analysis of clinical trials and
prospective studies. J Thromb Haemost, 9（2）: 312-319.

SICARD G A, 2018. Rutherford's vascular surgery and endovascular therapy. J Vasc Surg, 68（5）:

1975–1977.

SPIEZIA L, SIMIONI P, 2010. Upper extremity deep vein thrombosis. Int Emerg Med, 5(2): 103–109.

VAN L K, LIJFERING W M, ROSENDAAL F R, et al, 2011. Increased risk of venous thrombosis in persons with clinically diagnosed superficial vein thrombosis: results from the MEGA study. Blood, 118(15): 4239–4241.

14   巴德 – 基亚里综合征

巴德 – 基亚里综合征（Budd–Chiari syndrome，BCS）是由肝静脉（hepatic vein，HV）和 / 或其开口以上段下腔静脉阻塞性病变引起，常以伴有下腔静脉梗阻综合征为特点的一种肝后性门静脉高压症。1845 年和 1899 年英国医师 George Budd 和奥地利病理学家 Hans Chiari 分别描述了本病，故又称 Budd–Chiari 综合征。鉴于 BCS 可导致威胁生命的肝衰竭和门静脉高压相关并发症，因此应早期诊断和治疗。

BCS 是一种由肝静脉流出道梗阻引起的罕见疾病，病因多种多样。临床表现取决于肝静脉流出道阻塞的程度及其发展速度，任何急性或慢性肝病患者都应考虑该诊断。如果不进行治疗，70% 的患者 1 年内死亡，90% 的患者 3 年内死亡，其发生的主要原因是肝硬化并发症（Darwish et al，2004）。目前对 BCS 的治疗建立了逐步治疗策略的概念，包括药物治疗、血管腔内治疗、经颈静脉肝内门体分流术、手术分流和肝移植。经过血管外科汪忠镐院士等老一辈专家的系统研究，我国在该疾病的诊断及治疗已处于世界领先水平。本章主要介绍 BCS 的流行病学、分类，病因、临床表现、诊断、治疗及预后。

14.1   流行病学和病因

BCS 的发病率有很大的区域性差异，每年每百万人的发病率在 0.1 至 10 不等（Ageno et al，2017）。在发达国家，BCS 中下腔静脉和肝静脉的血栓形成主要是高凝状态和骨髓增生性疾病的结果（Plessier et al，2013）。在印度、尼泊尔、南非和我国黄河沿岸地区，BCS 发病率的增加明显受到环境因素、生活水平和微生物感染的影响（Zhang et al，2007）。在西方国家，BCS 在女性中更常见，并且更常见于肝静脉。在亚洲，下腔静脉的闭塞更为常见，男性患者多于女性。

肝静脉流出道阻塞导致肝窦压力增高和门静脉高压是 BCS 基本的发病机制。在欧美国家，一般认为血液高凝状态是 BCS 重要的病因。在早期，肝脏门静脉灌注减少可能是导致门静脉血栓形成的病因。随后的静脉淤滞和充血导致邻近肝实质细胞缺氧损伤。此外，缺血损伤介导肝巨噬细胞释放自由基,引起肝细胞氧化损伤。这些机制导致了中心小叶区域肝细胞坏死、中心小叶纤维化、结节性再生性增生和最终的肝硬化。如果在疾病进程中,肝窦压力可以通过门-体系统分流的产生或门静脉侧支的分流而降低,则有望中止肝细胞的病理改变。

目前已经发现多种遗传性和获得性高凝状态可以引起 BCS。血液学异常,特别是骨髓增生性疾病在欧美是 BCS 的常见原因。BCS 的其他发病原因包括阵发性夜间血红蛋白尿、抗磷脂综合征、蛋白 C/蛋白 S 和抗凝血酶Ⅲ的遗传缺陷等。也有学者在 BCS 患者中发现凝血因子 V Leiden 突变、凝血酶原基因突变和亚甲基四氢叶酸还原酶突变等。其中一些突变在单独存在时,可能不会导致肝静脉血栓形成;但任何一个诱因与另一个关联时则可能导致 BCS。也有研究发现使用口服避孕药是妇女肝静脉血栓形成的危险因素之一(Janssen et al,2003;Zhang et al,2007)。

有学者在至少 75% 的原发性 BCS 患者中观察到 1 种或多种潜在的促血栓形成病症(Denninger et al,2000)。多达一半的原发性 BCS 患者被诊断为骨髓增生性疾病、真性红细胞增多症、原发性血小板增多症,特别是原发性骨髓纤维化(Zhang et al,2007),因为约 80% 的真性红细胞增多症患者,50% 的原发性血小板增多症患者,或特发性骨髓纤维化患者存在 JAK2 V617F 突变。此基因突变的常规筛查对于 BCS 患者中骨髓增殖性肿瘤(myeloproliferative neoplasms,MPN)的早期诊断非常有价值。大量的观察性研究和荟萃分析证实,在 30%~50% 的 BCS 患者中可以检测到 JAK2 V617F 突变(Patel et al,2006;Primignani et al,2006;Qi et al,2011)。

凝血因子 V Leiden 突变和凝血酶原 G20210A 基因突变被认为是 BCS 患者中最常见的遗传性促血栓形成因子(Das et al,1998;Mohanty et al,1998)。然而系统回顾和荟萃分析表明,凝血因子 V Leiden 突变与 BCS 风险增加有关,而与凝血酶原 G20210A 突变无关(Qi et al,2014;Zhang et al,2014)。

遗传性蛋白 C,蛋白 S 和抗凝血酶缺乏也被认为是 BCS 的主要危险因素。但是由于相关肝病的原因,其作用很难确定。系统回顾和荟萃分析证实,遗传性蛋白 C、蛋白 S 或抗凝血酶缺乏显著增加 BCS 的风险(Qi et al,2013)。因此,应在 BCS 患者和其一级亲属中定期进行蛋白 C、蛋白 S 或抗凝血酶浓度的测量。

相比之下,高同型半胱氨酸血症,阵发性睡眠性血红蛋白尿和白塞综合征似乎是 BCS 相对罕见的病因。其他危险因素包括妊娠、嗜酸性粒细胞增多综合征、溃疡性结肠炎、口服避孕药等。

而在我国,下腔静脉病变或发育异常是另一重要的 BCS 病因。有学者提出先天性血管发育异常学说,认为胚胎发育期下腔静脉上段由心、肝、肾多段连接和再通而成；因此，如果发育过程中的某一阶段因为内外部因素的作用，下腔静脉可能出现发育异常，遗留狭窄、隔膜或闭塞病变等。但该学说不能解释 BCS 多见于成年患者的显现，且无确切的胚胎解剖证据支持。有学者认为下腔静脉病变与肝静脉病变类似，也是由下腔静脉血栓机化而成。李艳奎等（李艳奎 等，2008；Menon et al，2004）根据患者手术切除的隔膜组织病理研究发现隔膜组织与血栓的同源性证据。

14.2　病理解剖与病理生理

BCS 的主要病理生理学变化为肝静脉回流障碍，压力明显升高。肝静脉完全阻塞或伴有肝段下腔静脉节段性阻塞者，肝脏急剧增大，表面光滑，边缘变钝，呈紫色或紫黑色，伴有血浆流入肝淋巴间隙。组织学检查可见肝静脉窦明显扩张、淤血，肝细胞萎缩、坏死，淋巴管及肝小叶静脉扩张，血细胞进入Disse 间隙（狄氏腔）。肝脏表面呈紫红色，其间可见弥漫性粟粒状结节。随着病情发展会出现明显的肝硬化表现，肝右叶可出现萎缩，显微镜下可见小叶中央区域纤维变性，而肝左叶特别是尾状叶呈代偿性肥大，脾脏逐渐呈现轻至中度肿大，巨脾少见。在肝静脉回流受阻而侧支循环代偿不充分的情况下，血浆渗入肝淋巴间隙，淋巴液通过肝包膜漏入腹膜腔，形成顽固性腹腔积液。由于肝脏充血，压力增高，导致肝脾大，食管胃底静脉曲张等门静脉高压表现。同时，胃肠道淤血肿胀，引起腹胀、消化吸收不良、贫血和低蛋白血症。本病特点为肝功能相对较好，与其因充血肿胀而不是肝实质受损有关，所以在早期恢复肝静脉血流，可以使病情逆转。若不及时治疗，随着病情演变，肝内纤维组织不断增生，最终可以继发肝硬化。下腔静脉阻塞引起双下肢、会阴部肿胀，胸、腰、背部可出现范围广泛的静脉曲张。此外，可导致肾静脉回流受阻而引起肾功能不全。由于血液淤滞在下半身，回心血量明显减少，心脏缩小；轻微活动后常出现心慌、气短等心功能不全症状。

14.3　分型

BCS 根据病因可分为原发性和继发性。原发性 BCS 指肝静脉流出道阻塞是由于静脉腔内病变所致，多发生于存在原发血液疾病或高凝状态的患者。继发性 BCS 是指任何通过侵犯或压迫下腔静脉或肝静脉从而引起血栓形成导致 BCS 的疾病。包括局灶性肝损伤（肝细胞癌、脓肿、囊肿等）、肾或肾上腺癌、钝性腹部创伤以及罕见的原发性下腔静脉肉瘤或右心房黏液瘤（Mukund et al，2011）。

根据病程可分为：Ⅰ型，急性；Ⅱ型，慢性；Ⅲ型，亚急性。预后最差的是急性或慢性病变（Grus et al, 2017）。

根据临床表现可分为无症状型和有症状型。

根据阻塞的位置可分为单纯肝静脉阻塞型、单纯下腔静脉阻塞型，以及混合型（Ludwig et al, 1990）。单纯下腔静脉阻塞型和混合型在亚洲国家常见，而西方国家常见单纯肝静脉阻塞型（Zhou et al, 2014）。

BCS 分型较多，国内最早由汪忠镐教授将 BCS 分为 8 型（Wang et al, 2005），分别是：Ⅰ型为下腔静脉膜性阻塞，但隔膜带有小孔，也称为膜性狭窄；Ⅱ型为下腔静脉膜性完全阻塞；Ⅲ型为下腔静脉短段狭窄；Ⅳ型为下腔静脉短段闭塞；Ⅴ型为下腔静脉长段狭窄；Ⅵ型为下腔静脉长段闭塞；Ⅶ型为肝静脉开口部闭塞；Ⅷ型为肝静脉广泛闭塞。另有混合型，指同时合并下腔静脉及肝静脉病变者。

随后许培钦将 BCS 分为 4 型，共 6 个亚型：Ⅰa 型为下腔静脉膜性阻塞（membranous obstruction of vena cava, MOVC），膜下无血栓，主肝静脉（major hepatic veins, MHVs）通畅或部分通畅；Ⅰb 型为 MOVC，隔膜下有血栓，MHVs 通畅或部分通畅；Ⅱ型为下腔静脉节段性狭窄，MHVs 节段性闭塞；Ⅲa 型为下腔静脉节段性闭塞（<2cm），MHVs 闭塞，肝右后下静脉代偿性扩张；Ⅲb 型为下腔静脉节段性闭塞（>2cm），MHVs 闭塞，第三肝门无扩张代偿静脉；Ⅳ型为以上任意型合并下腔静脉闭塞或狭窄。

介入医师从影像学角度也有不同的分型。祖茂衡从影像学上将其分为 4 种类型，8 个亚型：Ⅰ型为下腔静脉隔膜型，其中包括膜性完全阻塞和隔膜有孔 2 个亚型；Ⅱ型为下腔静脉节段型，再分为下腔静脉节段性闭塞和狭窄 2 个亚型；Ⅲ型为肝静脉型，再分为无副肝静脉和有副肝静脉 2 个亚型；Ⅳ型为混合型，包括肝静脉和下腔静脉阻塞无副肝静脉亚型及肝静脉和下腔静脉阻塞有副肝静脉 2 个亚型。

张小明等（Zhang, et al, 2007）认为 BCS 无外乎下腔静脉和肝静脉病变，提出一种简单的分型：Ⅰ型为下腔静脉病变型，此型可细分为 3 个亚型，即Ⅰa 隔膜型、Ⅰb 短段闭塞型（闭塞段小于 5cm）、Ⅰc 长段闭塞型（闭塞段大于 5cm）；Ⅱ型为肝静脉型，也可分为Ⅱa 隔膜型、Ⅱb 肝静脉广泛闭塞型；Ⅲ型为混合型，即同时存在下腔静脉和肝静脉病变者。

14.4 临床表现

BCS 的临床表现多种多样，决于肝静脉流出道阻塞的程度及其发展速度。无症状 BCS 占病例的 20%，与粗大的肝静脉侧支循环相关（Hadengue et al,

1994）。在西方国家，肝静脉血栓是最常见的表现，而在非洲和亚洲，下腔静脉的隔膜性梗阻（下腔静脉的肝段被纤维肌膜阻塞或被条索状纤维组织替代）占 40% 的病例（Okuda et al, 1998）。

　　单纯肝静脉阻塞的 BCS 以门静脉高压症状为主，临床表现可以是暴发性、急性、亚急性的或慢性。亚急性和慢性 BCS 占大多数。超过 60% 的患者会出现突然发作的腹痛、肝大和腹腔积液的临床三联征（Mahmoud et al, 1996）。这些患者存在发展为肝坏死、肝硬化和需要肝移植的肝衰竭的风险。其他症状包括发热、下肢水肿、胃肠道出血和肝性脑病。黄疸相对不典型。患者可出现肾病综合征（蛋白尿、水肿和低蛋白血症）的特征，肾脏损伤与较差的预后相关（Gambaro et al, 1998）。暴发性 BCS 罕见，表现为黄疸和急性肝衰竭。急性 BCS 患者存在短暂症状，难治性腹腔积液和无静脉侧支形成的肝坏死。相反，由于门静脉侧支循环使肝窦减压，因此亚急性综合征具有隐匿性起病、腹腔积液和肝坏死症状较轻的特点。慢性 BCS 患者通常出现肝硬化并发症，症状和体征在 3~6 个月出现。

　　合并下腔静脉梗阻的 BCS，还有下腔静脉高压的临床表现，包括双下肢静脉曲张、色素沉着，甚至经久不愈的溃疡（图 14-1）。严重者，双小腿及足靴区皮肤呈老树皮样改变，胸腹壁及腰背部静脉扩张、纤曲。腰背部曲张静脉及脐下曲张静脉血流自下而上，为本病的特征。也有表现为高位的急性下腔静脉及下肢静脉血栓形成者，下腹部及下肢急性肿胀、疼痛；化验显示 D- 二聚体明显升高。

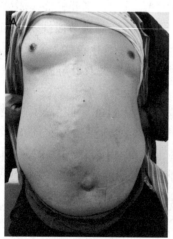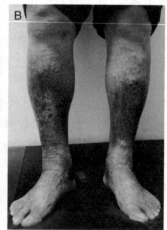

图 14-1　合并下腔静脉梗阻的巴德 - 基亚里综合征临床表现

A. 显示胸腹壁静脉曲张、脐疝、腹腔积液；

B. 显示下肢肿胀、色素沉着，局部溃疡。

晚期患者由于腹腔积液严重，蛋白质丢失；并且合并消化功能减退，导致慢性消耗状态。患者常死于严重营养不良、上消化道出血或肝衰竭。

14.5 诊断

BCS 的诊断需要通过临床表现、影像学检查和实验室检查来确定。对于有门静脉高压表现并伴有胸、腹壁特别是腰背部及双下肢肿胀或静脉曲张者，应高度怀疑本病。其中影像学是诊断 BCS 的主要手段，通过显示下腔静脉、肝静脉阻塞和肝脏、门静脉系统的结构变化或继发性病理学改变来明确诊断。

超声是一线的检查方法，敏感性高，特异性高达 85%（Bolondi et al，1991）。BCS 超声表现为肝静脉中无血流信号，肝内或肝外侧支循环，与肝静脉口相邻的蜘蛛网表现，血流停滞、反流或湍流。超声亦可以检测到肝实质的结构变化（大结节性肝硬化、局灶性肝损伤）、尾状叶肥大（BCS 的典型特征）、腹腔积液、侧支循环或肿瘤直接侵犯和压迫下腔静脉。

增强 CT 可以很好地显示出门静脉、肠系膜和肝静脉以及下腔静脉。肝静脉阻塞的表现是肝静脉不显示和肝内粗大侧支循环。BCS 肝脏的结构变化与超声的发现相似。下腔静脉阻塞的表现是下腔静脉肝后段狭窄或不显影，下腔静脉内斑点、斑片。

这些变化在 MRI 上更为明显，MRI 具有更好的组织对比度（Wang et al，2005）并具有无辐射的明显优势，因此，在年轻患者和需要频繁成像的患者中更为推荐。

直接对比增强静脉造影仍然是肝静脉成像的金标准。因为静脉造影的有创性，所以有创性成像是在不能诊断时应用，而很少作为初始的检查进行。经皮经肝穿刺静脉造影可以显示肝静脉有无扩张、阻塞；经此途径也可用于扩张肝静脉及植入支架，同时可进行肝活检。经颈静脉行肝静脉造影的优点是允许同时进行经颈静脉肝活检并在治疗前精确描绘病变；同样可与介入程序一起使用，以恢复血管通畅。肠系膜上动脉造影的静脉期，可以显示门静脉及肠系膜上静脉通畅扩张等情况，可用于判断能否经肠系膜上静脉行分流减压手术。下腔静脉造影可经股静脉、经颈静脉做单向或双向插管来实施，可以清晰显示病变的部位、长度、类型及范围，并且可以测量病变两端下腔静脉的压力差，同期实施球囊扩张成形和 / 或支架植入术。

肝活检建议在怀疑 BCS 的疑难病例中进行。它以充血性肝病的形式提供肝静脉阻塞的间接证据。典型的发现是小叶中心出血和坏死，以及窦腔扩张和红细胞外渗到 Disse 间隙。活组织检查可以反映充血、坏死和肝硬化，从而决定治疗的选择。

血液学检查是对 BCS 患者进行全面检查的一个重要组成部分,尤其对血液学和凝血障碍性疾病具有重要价值(Singh et al, 2000)。BCS 检查需要对 V 因子和 II 因子(凝血酶原)突变、抗磷脂抗体和血浆同型半胱氨酸、蛋白 C、蛋白 S 和抗凝血酶 III 水平进行实验室检测(European Association for the Study of the Liver, 2016)。抗凝血酶 III、蛋白 C、蛋白 S 的缺乏也可能是肝功能不全的结果。骨髓增生性疾病在 BCS 中很常见,其诊断基于骨髓活检。*JAK2* V617F 基因突变与骨髓增殖性肿瘤密切相关,已被发现具有诊断价值;大型荟萃分析显示,40% 的 BCS 患者存在 *MPN* 和 *JAK2* V617F 突变(Karaköse et al, 2015)。根据这些结果,在允许时,应在怀疑 BCS 时行 *JAK2* V617F 基因检测。实际上,还需要标准的生化和血液学分析,包括电解质、蛋白质(包括血清电泳)、肝肾功能测试、全血细胞计数和凝血测试。

虽然在一些 BCS 患者中肝功能正常,但是肝功能测试异常是一个重要特征(DeLeve et al, 2009)。暴发性和急性 BCS 中血清天冬氨酸和丙氨酸转氨酶水平可能增加到正常上限的 5 倍以上。所有肝功能异常的患者应将 BCS 视为鉴别诊断。在有腹腔积液的患者中,应进行诊断性腹腔积液穿刺术;血清腹腔积液白蛋白浓度梯度≥1.1g/dl 支持诊断 BCS。

14.6　鉴别诊断

BCS 需要与多种可以导致腹腔积液的疾病鉴别,如心源性病因(三尖瓣反流、缩窄性心包炎和右心房黏液瘤)导致的体循环回流障碍与 BCS 综合征的表现类似,但是通过仔细的心血管检查如心脏杂音、心界等,可以鉴别这些病症。肝 – 颈静脉回流征阴性也是 BCS 腹腔积液不同于右心衰竭的体征之一。

肝功能检查异常需要鉴别 BCS 和其他病因,包括病毒性肝硬化、酒精性肝硬化、中毒性肝炎、代谢性肝炎等。其鉴别的要点是在获得肝静脉 – 下腔静脉血流情况的同时,逐一排除其他原因。

下腔静脉阻塞综合征是另一类需要鉴别的疾病。单纯慢性髂静脉狭窄闭塞多为单侧下肢肿胀、色素沉着。下腔静脉血栓形成或慢性闭塞导致的下腔静脉阻塞综合征不伴有腹腔积液、脾大、肝功能异常等肝静脉阻塞表现。

14.7　治疗和预后

目前 BCS 的治疗广泛采用逐步治疗策略。治疗的目标是在可能的情况下恢复肝静脉的血液流出和/或下腔静脉的直接回心血流。其可以提供良好的长期生存率,5年生存率超过80%(Seijo et al,2013)。主要包括药物治疗、血管腔内治疗(血管成形术、支架植入和局部溶栓)、经颈静脉肝内门体分流术(transjugular interhepatic portosystemicstent-shunt,TIPS)、根治性矫治术、间接减压术(包括腹膜腔-颈内静脉转流术、胸导管-颈内静脉吻合术)、断流术、直接手术分流减压术和肝移植。此外,应纠正BCS的潜在病因。

初始治疗管理应针对确定血栓形成的根本原因和风险。尽管目前尚未对BCS抗凝治疗进行前瞻性随机试验,但专家一致建议对所有患者进行抗凝治疗。一旦确定BCS的诊断,必须立即开始使用低分子肝素抗凝,使用抗Xa因子药物的目标值在0.5~0.8IU/ml(DeLeve et al,2009)。在从低分子肝素转为口服抗凝剂之前,必须排除肝硬化、门静脉高压和食管静脉曲张等禁忌证,并且必须完成诊断检查(如有指征,则进行凝血障碍筛查或肝活检)(DeLeve et al,2009)。维生素K拮抗剂治疗BCS患者的推荐国际标准化比值(INR)介于2.0~3.1。对于原发性BCS患者,建议延长甚至终身抗凝治疗;关于在BCS患者中使用新型口服抗凝药的数据有限。在有症状的BCS患者中,抗凝治疗应与利尿剂和腹腔穿刺联合用于治疗腹腔积液,药物和内镜治疗联合用于治疗门静脉高压症相关出血。

关于BCS的溶栓治疗尚无定论,对介入治疗后的肝静脉或TIPS急性局部血栓形成可以考虑早期局部给药(Sharma et al,2004)。实际中由于缺乏数据支持和潜在的高出血风险,很少使用溶栓治疗。

血管腔内治疗在BCS治疗中的作用越来越大。血管成形术,无论是否放置支架,都旨在恢复肝脏血流流出道,是抗凝治疗不成功后的进一步治疗选择。血管成形术的最佳时间取决于临床表现,但如果肝功能恶化,无论抗凝治疗有否,则应予以考虑。根据梗阻部位选择对肝静脉或下腔静脉进行手术(图14-2、14-3)。入路可以选择颈内静脉,若不成功,也可以考虑经皮经肝穿入路或通过股静脉入路。对于短段狭窄,支架植入的介入治疗保证了良好的长期通畅性,下腔静脉为97%,肝静脉为91%,但仅应用血管成形术会有很高的再狭窄率。支架植入后再狭窄通常是由于抗凝治疗不足,介入治疗后抗凝治疗必须维持至少6个月(Qi et al,2013)。血管成形术后通常可以即刻改善患者的临床症状和肝功能,总体成功率约为95%,围手术期并发症发生率较低,总体死亡率较低(DeLeve et al,2009)。此外,如果有代偿增粗但阻塞的副肝静脉,应考虑重建副肝静脉血流来治疗长段肝静脉阻塞(Fu et al,2015)。

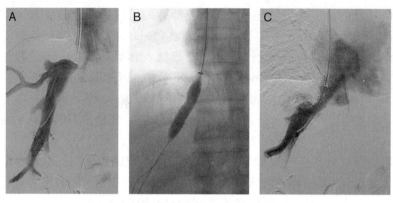

图 14-2　肝静脉介入治疗手术案例

A. 肝右静脉开口部位膜型狭窄,静脉回流阻力大;B. 经颈静脉入路植入球囊扩张成形;
C. 肝静脉狭窄段植入支架后狭窄消失,静脉回流通畅,侧支减少,阻力减小。

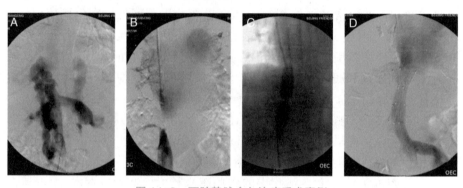

图 14-3　下腔静脉介入治疗手术案例

A. 近端下腔静脉闭塞后远端静脉回流受阻,大量扩张纤曲的侧支静脉形成以代偿回心血流;B. 经股静脉及经颈静脉双向造影,可见在下腔静脉入右心房处膜性闭塞;C. 大口径球囊扩张时下腔静脉隔膜造成的球囊受压表现;D. 下腔静脉支架植入后狭窄消失,静脉回流通畅,侧支消失。术后患者双下肢肿胀明显减轻,色素沉着变淡,浅表溃疡愈合。

　　肝静脉流出阻塞可以通过从门静脉或肠系膜上静脉到下腔静脉或右心房的不同形式的分流手术来缓解。一般情况下,对于血管成形术联合支架植入术失败和严重的门静脉高压症相关并发症(即难治性腹腔积液和复发性食管胃底静脉曲张破裂出血),应行门体分流手术。随着介入放射学技术的改进,TIPS(图 14-4)逐渐取代了 BCS 患者的手术分流(Garcia-Pagan et al, 2008)。它比单纯肝静脉支架植入血管成形术更广泛使用,并且已发现约 1/3 的 BCS 患者需要 TIPS(Darwish et al, 2004)。该手术包括在肝内腔静脉和门静脉之间放置一个分流器,从而通过使用门静脉作为流出道减轻肝内压力。TIPS 通常需要使用颈内静脉入路进入肝静脉口。BCS 患者行 TIPS 治疗 1 年生存率为 97%,5 年生存率为 72%。手术相关并发症发生率高达 56%,但死亡率较低(Qi et al, 2013)。迟发性肝性脑病会影响约 15% 的患者,并且通常是自限性的(Hernandez–Guerra et al, 2004)。分流功能障碍需再次手术的概率高达55%(Darwish et al, 2009),并会降低远期存活率。聚四氟乙烯支架的使用已被证明可将 1 年内 TIPS 通畅率从 19% 提高到 67%,从而减少了对再次介入治疗的需求(Hernandez–Guerra et al, 2004)。

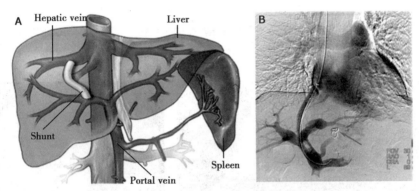

图 14–4　经颈静脉肝内门体分流术

A. 经颈静脉肝内门体分流术的示意图,在门静脉和肝静脉之间应用支架予以连接将高压的门静脉血流分流至肝静脉;B. 肝静脉闭塞后经球囊扩张成形后在门静脉和肝静脉内植入支架,支架的近端植入肝静脉上的下腔静脉内,建立有效分流,降低门静脉压力,同时经此路径可行曲张破裂静脉的栓塞止血治疗(箭头所示为弹簧圈栓塞)。

　　如果 BCS 合并门静脉血栓形成,存在严重的门静脉高压并发症(即难治性腹腔积液和复发性食管胃底静脉曲张破裂出血),不适合行 TIPS 及门体分流的患者,可根据门静脉系统可以利用的主干血管,如肠系膜上静脉及脾静脉,并根据下腔静脉是否通畅,予以分流至体循环静脉的手术,包括肠 – 腔分流、肠 – 房分流、肠 – 颈分流、肠 – 腔 – 房分流、脾 – 肾分流、脾 – 腔分流等(图 14–5~ 图 14–8)。一些病例可以通过血管内和外科治疗(杂交手术)相结合来解决,如下腔静脉植入支架后,行肠 – 腔分流。并且在开腹行以分流手术的同时,可行直视下曲张静脉内泡沫硬化剂注射治疗食管胃底曲张静脉的破裂出血等。

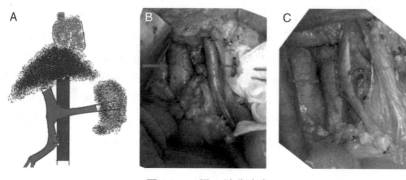

图 14-5　肠 - 腔分流术

A. 肠 - 腔分流示意图；B. 细箭头显示高压扩张的肠系膜上静脉，粗箭头为下腔静脉；
C. 肠系膜上静脉（细箭头）与下腔静脉（粗箭头）侧侧吻合建立分流。

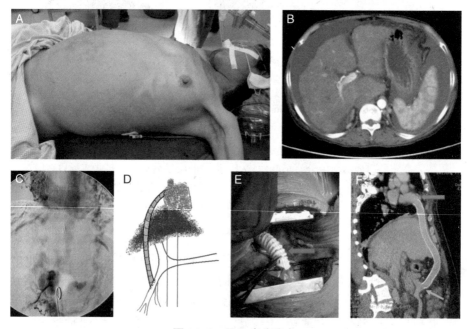

图 14-6　肠 - 房分流术

A. 表现为门静脉高压大量腹水年轻患者，患者无下腔静脉梗阻表现；B. 肝硬化、大量腹腔
积液、下腔静脉充盈缺损变现；对于此患者解决腹水是主要治疗目的；C. 下腔静脉造影显
示肝段下腔静脉长段梗阻，脊柱左侧可见明显扩张代偿的半奇静脉；D. 肠 - 房分流示意
图；E. 肠 - 房分流的右心房吻合口，选择直径 16mm 带外支撑环的 PTFE 人工血管（箭头
所示），不易被周围组织挤压变形，管腔口径较大；F 显示术后 1 年的复查 CT 血管造影，显
示人造血管血流通畅（粗箭头处为右心房吻合口，细箭头处为肠系膜上静脉吻合口），腹腔
积液消失。

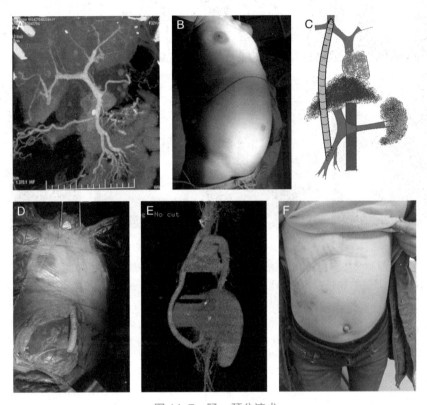

图 14-7 肠 – 颈分流术

A. 肝静脉型布加综合征,门静脉及肠系膜上静脉通畅;B. 表现为顽固性腹腔积液的年轻患者(手术之前反复多次穿刺抽取腹水减压);C. 肠 – 颈人工血管经胸骨后分流,由于肠系膜上静脉位置表浅,不易损伤腹腔内及后腹膜扩张的淋巴管,不会导致肠腔分流后一过性腹腔积液增多(往往是游离下腔静脉时损伤淋巴管所致);D. 肠系膜上静脉及颈内静脉吻合口及直径 13mm人造血管经胸骨后通过;E. 术后 24 个月 CT 血管造影显示人造血管血流通畅;F. 术后 24 个月随访,患者腹腔消失、营养状况改善,恢复正常工作及生活。

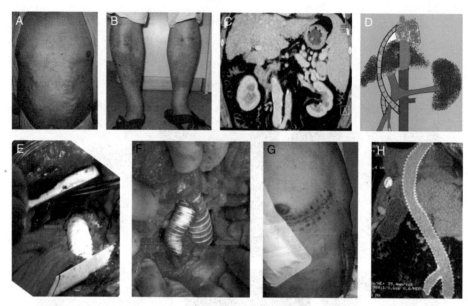

图 14-8 肠-腔-房分流术

A. 胸腹壁静脉明显曲张、腹腔积液腹胀，中年男性；B. 双小腿肿胀、色素沉着；C. 肝硬化缩小，肝段下腔静脉长段闭塞；此患者需同时解决门静脉高压及下腔静脉梗阻；D. 肠-腔-房人造血管转流术示意图，腔房转流后，再将肠系膜上静脉经人造血管吻合于腔房转流血管上；E. 右心房吻合口；F. 肠系膜上静脉吻合口（细箭头）及下腔静脉吻合口（粗箭头）；G. 术后 2 周胸腹壁曲张静脉消失；H. 术后 12 个月复查人工血管血流通畅，患者恢复正常工作及生活。

　　根治术，即病变直接切除术，最大的优点是直接恢复了下腔静脉原有的解剖结构，没有门体直接分流，围手术期肝性脑病等严重并发症发生风险较低。根治术方法较多，张小明等（张小明 等，2007；沈晨阳 等，2012；Zhang et al，2007；Li et al，2019）采用自己改良的肝段下腔静脉全程显露根治术较过去的根治术显露的下腔静脉段更长，但能更清楚显露病变，能更好地控制病变近远侧的下腔静脉。先打开心包显露出心包段下腔静脉，然后切开膈肌裸区，顺下腔静脉走行向下游离，到肝静脉段时先暂停游离，再打开远侧膈肌游离出右肾上方的下腔静脉段，最后从上下两端向中间游离与肝脏粘连最紧密的肝段下腔静脉，此时因已能清楚地分辨出此段下腔静脉的走行方向，因而此时再游离肝段下腔静脉更为简单。借助右心房插管术中出血回输，病变暴露清晰，手术时间短，取得了较好的手术效果（图 14-9）。

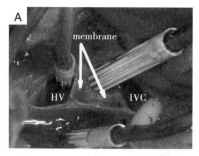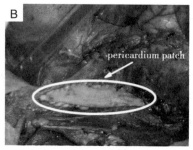

图 14-9　改良的肝段下腔静脉全程显露根治术

A. 下腔静脉隔膜,可见隔膜位于肝静脉开口远侧;

B. 自体心包补片成形,缝合下腔静脉。

如果保守、介入治疗及开放性手术不能防止肝硬化的进展或慢性 BCS 进行性肝衰竭,原位肝移植(orthotoptic liver transplantation, OLT)是最后的抢救治疗方法(图 14-10)。此外,有暴发性肝衰竭或 BCS-TIPS 预后指数评分升高的患者需考虑 OLT 而不是 TIPS。肝移植术前应仔细评估,肝移植后患者需要终身免疫抑制治疗。BCS 行肝移植术后的 5 年生存率可达 75%(Mentha et al, 2006)。鉴于 BCS 通常具有促血栓形成状态,应维持肝移植后的长期抗凝。

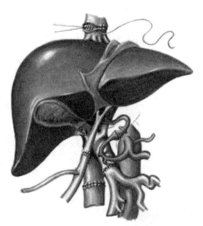

图 14-10　原位肝移植示意图

适用于邻近肾静脉的肝段下腔静脉通畅及肠系膜上静脉通畅者。

14.8　常见并发症

BCS 患者肝功能受损,开放手术术后并发症可包括:

1. 心功能不全　主要与术前下腔静脉 / 肝静脉阻塞,回心血量明显减少,心排血量减少,活动耐力下降;术后阻塞解除,回心血量突然增加,可能加重心脏负担,发生急性心力衰竭。为防止围手术期心力衰竭,在开放血管后应立即给予强心、利尿处理,并适当控制出入量平衡。

2. 腹腔积液或乳糜腹　术前下腔静脉阻塞可引起肠系膜淋巴管扩张,术中损伤后淋巴乳糜漏出导致乳糜腹。治疗主要通过严格禁食、肠外营养支持,等待淋巴管闭合。

3. 血胸　术前门静脉高压和下腔静脉阻塞导致腹壁浅静脉代偿性怒张,

术中止血不彻底容易出现血胸。另外术后抗凝治疗可能加重血胸。少量血胸可密切保守观察,一旦疑有活动性出血应尽早再次手术止血。

4. 肝性脑病　分流手术多见,主要是门静脉血直接进入体循环,导致血氨升高所致。治疗上主要为降血氨处理。

14.9　预后

BCS 的预后与病变类型、肝功能情况密切相关。一般来说,腔静脉隔膜型预后最好,肝静脉广泛闭塞型预后最差。失代偿期肝功能不全患者死亡率高。

14.10　随访

一般 BCS 患者手术后需要长期抗凝治疗,因此患者需要定期监测国际标准化比值(凝血酶原时间)以调整华法林用量,同时注意避免出血风险。

14.11　预防

对于可逆性血液高凝危险因素,应尽早纠正。

(郭晓博　李清乐　冯　海)

参考文献

李艳奎,张小明,沈晨阳,等,2008. 膜性梗阻型布 - 加综合征隔膜和机化血栓组织中相关细胞因子表达的研究. 中华普通外科杂志,23(8):618-621.

沈晨阳,曾庆福,李清乐,等,2012. 巴德 - 吉亚利综合征 120 例外科治疗分析. 中华外科杂志,50(4):310-312.

张小明,张学民,李伟,等,2007. 肝段下腔静脉全程显露的布加综合征根治术. 中国医学科学院学报,29(1):47-50.

AGENO W, DENTALI F, POMERO F, et al, 2017. Incidence rates and case fatality rates of portal vein thrombosis and Budd-Chiari Syndrome. Thromb Haemost. 117(4):794-800.

BOLONDI L, GAIANI S, LI BASSI S, et al, 1991. Diagnosis of Budd-Chiari syndrome by pulsed Doppler ultrasound. Gastroenterology, 100(5 Pt 1):1324-1331.

DARWISH MURAD S, PLESSIER A, HERNANDEZ-GUERRA M, et al, 2009. Etiology, management, and outcome of the Budd-Chiari syndrome. Ann Intern Med, 151(3):167-175.

DARWISH MURAD S, VALLA D C, DE GROEN P C, et al, 2004. Determinants of survival and the effect of portosystemic shunting in patients with Budd-Chiari syndrome. Hepatology,39(2):

500–508.

DAS R, GAREWAL G, CHAWLA Y, et al, 1998. Prevalence of the factor V Leiden mutation in portal and hepatic vein thrombosis. Gut, 43（1）: 147.

DELEVE L D, VALLA D C, GARCIA–TSAO G, 2009. Diseases American Association for the Study Liver. Vascular disorders of the liver. Hepatology, 49（5）: 1729–1764.

European Association for the Study of the Liver, 2016. Clinical Practice Guidelines: vascular diseases of the liver. J Hepatol, 64（2）: 179–202.

FU Y F, XU H, ZHANG K, et al, 2015. Accessory hepatic vein recanalization for treatment of Budd–Chiari syndrome due to long–segment obstruction of the hepatic vein: initial clinical experience. Diagn Interv Radiol, 21（2）: 148–153.

GAMBARO G, PATRASSI G, PITTARELLO F, et al, 1998. Budd–Chiari syndrome during nephrotic relapse in a patient with resistance to activated protein C clotting inhibitor. Am J Kidney Dis, 32（4）: 657–660.

GARCIA–PAGÁN J C, HEYDTMANN M, RAFFA S, et al, 2008. TIPS for Budd–Chiari syndrome: long–term results and prognostics factors in 124 patients. Gastroenterology, 135（3）: 808–815.

GRUS, T L, LAMBERT G, GRUSOVA R, et al, 2017. Budd–Chiari Syndrome. Prague Med Rep, 118（2–3）: 69–80.

HADENGUE A, POLIQUIN M, VILGRAIN V, et al, 1994. The changing scene of hepatic vein thrombosis: recognition of asymptomatic cases. Gastroenterology, 106（4）: 1042–1047.

HERNÁNDEZ–GUERRA M, TURNES J, RUBINSTEIN P, et al, 2004. PTFE–covered stents improve TIPS patency in Budd–Chiari syndrome. Hepatology, 40（5）: 1197–1202.

KARAKÖSE S, ORUÇ N, ZENGIN M, et al, 2015. Diagnostic value of the JAK2 V617F mutation for latent chronic myeloproliferative disorders in patients with Budd–Chiari syndrome and/or portal vein thrombosis. Turk J Gastroenterol, 26（1）: 42–48.

LUDWIG J, HASHIMOTO E, MCGILL D B, et al, 1990. Classification of hepatic venous outflow obstruction: ambiguous terminology of the Budd–Chiari syndrome. Mayo Clin Proc, 65（1）: 51–55.

MAHMOUD A E, MENDOZA A, MESHIKHES A N, et al, 1996. Clinical spectrum, investigations and treatment of Budd–Chiari syndrome. QJM, 89（1）: 37–43.

MENTHA G, GIOSTRA E, MAJNO P E, et al, 2006. Liver transplantation for Budd–Chiari syndrome: A European study on 248 patients from 51 centres. J Hepatol, 44（3）: 520–528.

MOHANTY D, SHETTY S, NARAYANAN T S, et al, 1998. Factor V leiden mutation and Budd–Chiari syndrome. Blood, 92（5）: 1838–1839.

MUKUND A, GAMANAGATTI S, 2011. Imaging and interventions in Budd–Chiari syndrome. World J Radiol, 3（7）: 169–177.

OKUDA K, KAGE M, SHRESTHA S M, 1998. Proposal of a new nomenclature for Budd–Chiari syndrome: hepatic vein thrombosis versus thrombosis of the inferior vena cava at its hepatic portion. Hepatology, 28（5）: 1191–1198.

PATEL R K, LEA N C, HENEGHAN M A, et al, 2006. Prevalence of the activating JAK2 tyrosine kinase mutation V617F in the Budd-Chiari syndrome. Gastroenterology, 130 (7): 2031-2038.

PRIMIGNANI M, BAROSI G, BERGAMASCHI G, et al, 2006. Role of the JAK2 mutation in the diagnosis of chronic myeloproliferative disorders in splanchnic vein thrombosis. Hepatology, 44 (6): 1528-1534.

QI X, DE STEFANO V, WANG J, et al, 2013. Prevalence of inherited antithrombin, protein C, and protein S deficiencies in portal vein system thrombosis and Budd-Chiari syndrome: a systematic review and meta-analysis of observational studies. J Gastroenterol Hepatol, 28 (3): 432-442.

QI X, REN W, DE STEFANO V, et al, 2014. Associations of coagulation factor V Leiden and prothrombin G20210A mutations with Budd-Chiari syndrome and portal vein thrombosis: a systematic review and meta-analysis. Clin Gastroenterol Hepatol, 12 (11): 1801-1812. e7.

QI X, YANG M, FAN D, et al, 2013. Transjugular intrahepatic portosystemic shunt in the treatment of Budd-Chiari syndrome: a critical review of literatures. Scand J Gastroenterol, 48 (7): 771-784.

QI X, YANG Z, BAI M, et al, 2011. Meta-analysis: the significance of screening for JAK2 V617F mutation in Budd-Chiari syndrome and portal venous system thrombosis. Aliment Pharmacol Ther, 33 (10): 1087-1103.

SEIJO S, PLESSIER A, HOEKSTRA J, et al, 2013. Good long-term outcome of Budd-Chiari syndrome with a step-wise management. Hepatology, 57 (5): 1962-1968.

SHARMA S, TEXEIRA A, TEXEIRA P, et al, 2004. Pharmacological thrombolysis in Budd Chiari syndrome: a single centre experience and review of the literature. J Hepatol, 40 (1): 172-180.

SINGH V, SINHA S K, NAIN C K, et al, 2000. Budd-Chiari syndrome: our experience of 71 patients. J Gastroenterol Hepatol, 15 (5): 550-554.

TRIPATHI D, MACNICHOLAS R, KOTHARI C, et al, 2014. Good clinical outcomes following transjugular intrahepatic portosystemic stent-shunts in Budd-Chiari syndrome. Aliment Pharmacol Ther, 39 (8): 864-872.

ZHANG P, ZHANG J, SUN G, et al, 2014. Risk of Budd-Chiari syndrome associated with factor V Leiden and G20210A prothrombin mutation: a meta-analysis. PLoS One, 9 (4): e95719.

ZHANG X M, LI Q L, 2007. Etiology, treatment, and classification of Budd-Chiari syndrome. Chin Med J (Engl), 120 (2): 159-161.

ZHOU P, REN J, HAN X, et al, 2014. Initial imaging analysis of Budd-Chiari syndrome in Henan province of China: most cases have combined inferior vena cava and hepatic veins involvement. PLoS One, 9 (1): e85135.

附录　缩略词表

英文缩略词	英文全称	中文全称
AAV	anti-neutrophil cytoplasmic antibody associated vasculitis	抗中性粒细胞胞质抗体相关性血管炎
ACR	American Rheumatology Academy	美国风湿病学会
ADA2	adenosine deaminase 2	腺苷脱氢酶 2
AHA	American Heart Association	美国心脏协会
AMI	acute myocardial infarction	急性心肌梗死
ANA	antinuclear antibody	抗核抗体
ANCA	antineutrophil cytoplasmic antibody	抗中性粒细胞胞质抗体
ASO	arteriosclerosis obliterans	动脉硬化性闭塞症
AZA	azathioprin	硫唑嘌呤
BCS	Budd-Chiari syndrome	巴德 - 基亚里综合征
CCL2	chemokines 2	趋化因子 2
CCP	cyclic citrullinated peptide	环瓜氨酸化肽
CHCC	The Chapel Hill Consensus Conference	Chapel Hill 会议共识
CIA	clinically isolated aortitis	临床孤立性主动脉炎
CRP	C-reactive protein	C 反应蛋白
CTA	computed tomography angiography	计算机断层血管造影
CYC	cycolphosphamide	环磷酰胺
DM	dermatomyositis	皮肌炎
DSA	digital subtraction angiography	数字减影血管造影
DVT	deep venous thrombosis	急性深静脉血栓
EGPA	eosinophilic granulomatosis with polyangiitis	嗜酸性肉芽肿性多血管炎
ESR	erythrocyte sedimentation rate	红细胞沉降率

续表

英文缩略词	英文全称	中文全称
GC	glucocorticoid	糖皮质激素
GCA	giant cell arteritis	巨细胞动脉炎
GPA	granulomatosis with polyangiitis	肉芽肿性血管炎
GWAS	Genome Wide Association Study	全基因组关联研究
HBV	*Hepatitis B virus*	乙型肝炎病毒
HLA	human leukocyte antigen	人类白细胞抗原
ICAM-1	intercellular cell adhesion molecule-1	细胞间黏附分子
IFN	interferon	干扰素
IgG4-RD	IgG4 related disease	IgG4 相关性疾病
IL	interleukin	白介素
ISG	International Study Group	国际研究小组
IVC	inferior vena cava	下腔静脉
KD	Kawasaki disease	川崎病
LFT	liver function test	肝功能测试
LVV	large vessel vasculitis	大血管炎
MHVs	major hepatic veins	主肝静脉
MOVC	membranous obstruction of vena cava	下腔静脉膜性阻塞
MPA	microscopic polyangiitis	显微镜下多血管炎
MPN	myeloproliterative neoplasms	骨髓增殖性肿瘤
MPO	myeloperoxidase	骨髓过氧化物酶
MRA	magnetic resonance angiography	磁共振血管成像
MTX	methotrexate	甲氨蝶呤
MVV	medium vessel vasculitis	中等血管炎
NSAID	nonsteroidanti-inflammatory drug	非甾体抗炎药
OLT	orthotoptic liver transplantation	原位肝移植
PAN	polyarteritis nodosa	结节性多动脉炎
PDGF	platelet derived growth factor	血小板源性生长因子
PET/CT	positron emission tomography/computed tomography	正电子发射断层成像

续表

英文缩略词	英文全称	中文全称
PM	polymyositis	多发性肌炎
PMR	polymyalgia rheumatica	风湿性多肌痛
PR3	proteinase 3	丝氨酸蛋白酶 -3
RA	rheumatoid arthritis	类风湿关节炎
RF	rheumatoid factor	类风湿因子
RP	Raynaud phenomenon	雷诺现象
SAA	serum amyloid A	血清淀粉样物质 A
SLE	systemic lupus erythematosus	系统性红斑狼疮
SSc	systemic sclerosis	系统性硬化症
SVT	superficial vein thrombosis	浅静脉血栓形成
SVV	small vessel vasculitis	小血管炎
TA	Takayasu arteritis	大动脉炎
TAO	thromboangiitis obliterans	血栓闭塞性脉管炎
TIPS	transjugular intrahepatic portocaval shunt	经颈静脉肝内门腔静脉支架分流术
TLR	toll-like receptor	toll 样受体
TNF	tumor necrosis factor	肿瘤坏死因子
TPMT	thiopurine S-methyltransferase	巯基嘌呤甲基转移酶
VCAM	vascular cell adhesion molecule	血管细胞黏附分子
VEGF	vascular endothelial growth factor	血管内皮生长因子
VSMC	vascular smooth muscle cell	平滑肌细胞
^{18}F-FDG	^{18}F-fludeoxyglucose	氟代脱氧葡萄糖